I0032399

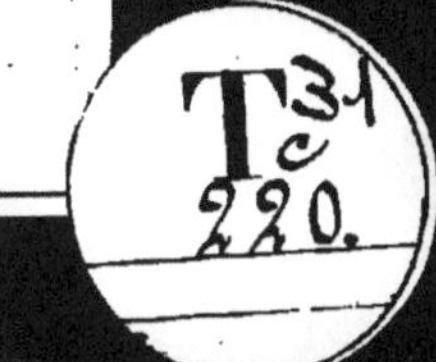
T
c
220.

DE LA

MORTALITÉ

DES ENFANTS DU PREMIER AGE

A AMIENS,

Par le Dr A. FAUCON, d'Amiens,

ANCIEN INTERNE DES HÔPITAUX
ET LAURÉAT DE LA FACULTÉ DE MÉDECINE DE STRASBOURG.
LAURÉAT DE L'ÉCOLE DE MÉDECINE DU VAL-DE-GRACE A PARIS.
EX-CHIRURGIEN ATTACHÉ AUX HÔPITAUX MILITAIRES DE PARIS
ET AUX AMBULANCES DES ARMÉES,
MEMBRE CORRESPONDANT DE LA SOCIÉTÉ DE CHIRURGIE DE PARIS.
CHEVALIER DE LA LÉGION D'HONNEUR.

AMIENS,
TYPOGRAPHIE DE T. JEUNET,
47, RUE DES CAPUCINS, 47.

1874.

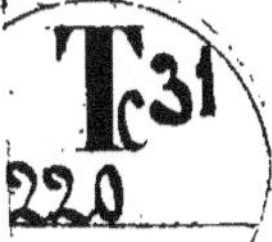

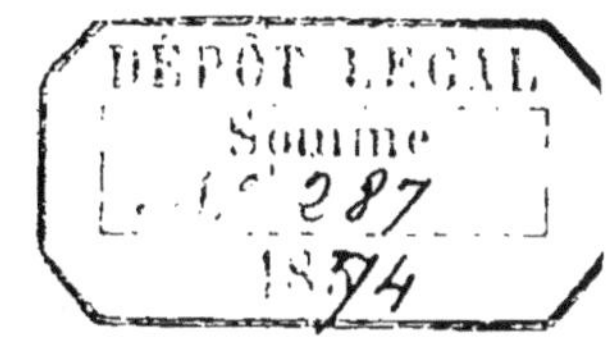

DE LA

MORTALITÉ

DES ENFANTS DU PREMIER AGE

A AMIENS,

Par le Dr A. FAUCON, d'Amiens,

ANCIEN INTERNE DES HÔPITAUX
ET LAURÉAT DE LA FACULTÉ DE MÉDECINE DE STRASBOURG,
LAURÉAT DE L'ÉCOLE DE MÉDECINE DU VAL-DE-GRACE A PARIS.
EX-CHIRURGIEN ATTACHÉ AUX HÔPITAUX MILITAIRES DE PARIS
ET AUX AMBULANCES DES ARMÉES,
MEMBRE CORRESPONDANT DE LA SOCIÉTÉ DE CHIRURGIE DE PARIS.
CHEVALIER DE LA LÉGION D'HONNEUR.

AMIENS,
TYPOGRAPHIE DE T. JEUNET,
47, RUE DES CAPUCINS, 47.

1874.

Lorsqu'on parcourt les colonnes des journaux amiénois consacrées aux relevés de l'Etat-Civil, on se demande à certains jours, en les voyant transformées en véritable martyrologe de petits enfants, quel mauvais destin s'attaque à ces pauvres innocents, et ce qu'il faut accuser de pareilles hécatombes.

C'est là une question de la plus haute importance autant au point de vue de l'hygiène publique que de l'hygiène privée, et qui intéresse l'Etat aussi bien que la Famille.

Il faut bien le reconnaître, la France *se dépeuple*, en ce sens que le chiffre qui représente chez nous l'accroissement progressif de la population est de beaucoup inférieur à celui que les statistiques nous révèlent chez de puissants voisins. Or l'une des causes principales de cette dépopulation est la mortalité qui pèse si lourdement sur les nouveau-nés ; il est d'autant plus opportun d'en saisir l'opinion publique, que nous sommes à une époque où la Force paraît devoir rester longtemps encore l'arbitre des destinées des nations.

Déjà le cri d'alarme a été jeté : et au moment des poignantes et inattendues révélations faites il y a quelques années par les Docteurs Monot, de Montsauche, et Brochard, de Lyon, M. Boudet a pu s'écrier à l'Académie de Médecine avec autant de vérité que de douleur : « La Patrie est en danger ! »

Les événements de 1870-1871 n'ont que trop démontré la justesse de ces patriotiques angoisses.

Que faut-il donc faire pour diminuer cette excessive mortalité ? Est-ce assez, pour combattre un pareil fléau, de s'en rapporter d'une manière vague et générale aux progrès de l'instruction, à l'amélioration des mœurs, à l'accroissement du bien-être ?

Non, mille fois non; de pareilles tendances n'aboutiraient qu'au laisser-faire.

Il faut que chacun dans sa sphère apporte sa part d'efforts à cette œuvre d'instruction, de moralisation et d'assistance mutuelle, et qu'à l'instar de ce qui se fait à Paris et dans un certain nombre de grandes villes de province, l'initiative privée s'efforce à Amiens d'arrêter les progrès de cette œuvre de dissolution.

C'est une entreprise qui peut éveiller de louables ambitions, encourager de légitimes espérances.

Voilà pourquoi je viens à mon tour dire aux habitants d'Amiens : « Le nombre de vos enfants qui meurent est si considérable que je n'ai pu rester insensible à un pareil spectacle. Je veux vous faire connaître l'étendue et les causes du mal qui vous dévore; car il serait facile de sauver ces nouveau-nés, si l'ignorance ou le défaut de soins ne les condamnaient à mourir. »

Serai-je la voix qui crie dans le désert? Cela me paraît impossible, à moins que l'enfant ne nous semble moins digne d'attention que le bœuf ou le cheval, dont on a souci de perfectionner les races.

Que tous ceux aux yeux de qui ces deux choses sacrées, qu'on appelle *Famille* et *Patrie*, ne sont pas un vain mot, veuillent bien fouiller avec moi les entrailles de ce triste sujet, et il s'associeront, j'en suis convaincu, à ma compassion, à mes désirs, à mes espérances, et, plus tard, à mes efforts.

Dans ce premier Mémoire je signale les causes de la mortalité qui frappe les petits enfants d'Amiens; dans un travail ultérieur j'indiquerai les moyens qui me paraissent propres à en détruire les effets.

Dr A. FAUCON.

Amiens, le 8 Septembre 1874.

CHAPITRE PREMIER.

DU CHIFFRE DE LA MORTALITÉ DU PREMIER AGE, A AMIENS.

Les résultats que je livre à la publicité sont basés sur des recherches faites aux bureaux de l'Etat-Civil pour les dix dernières années, de 1864 à 1873. J'ai pu me convaincre, en consultant des études analogues faites soit pour l'ensemble, soit pour une portion plus ou moins limitée du territoire français, que les statistiques qui portent sur une période décennale suffisent pour établir les lois de la mortalité.

La période que j'ai embrassée dans mes recherches m'offre l'avantage de pouvoir estimer les variations produites dans la marche ordinaire des choses par l'apparition de deux des plus grands fléaux de ce siècle, le choléra et la guerre, qui sont venus tour à tour s'abattre sur la France en 1866 et en 1870-71 (1).

I. — *Mortalité générale.*

Pour faciliter la lecture de mon travail, j'ai résumé ces recherches sous forme de Tableaux synoptiques.

De 1864 à 1873 il est mort à Amiens 5192 enfants de 1 jour à 2 ans ainsi répartis :

(*a*) Enfants décédés dans la première année	4234
(*b*) Enfants décédés dans la deuxième année	958
	5192

(1) Je prie M. Dumeige, chef du bureau des actes de l'Etat-Civil à la Mairie d'Amiens, de recevoir mes remerciments pour l'exquise complaisance avec laquelle il a mis à ma disposition les archives de ses bureaux et les renseignements qu'il avait en sa possession.

TABLEAU N° 1.

Répartition des décès des enfants de 1 jour à 2 ans par années, d'après leur sexe et eu égard à leur situation légitime ou illégitime.

ANNÉES	GARÇONS	FILLES	LÉGITIMES	NATURELS	TOTAUX
1864	264	206	399	71	470
1865	287	176	382	81	463
1866	342	278	507	113	620
1867	285	210	398	97	495
1868	265	255	419	101	520
1869	236	219	367	88	455
1870	315	286	492	109	601
1871	346	286	540	92	632
1872	273	224	401	96	497
1873	236	203	364	75	439
TOTAUX.	2849	2313	4269	923	5192

TABLEAU N° 2.

Répartition des décès d'après l'âge, la situation légitime ou illégitime et d'après les arrondissements.

Enfants décédés dans leur première année.			
ARRONDISSEMENTS	LÉGITIMES	NATURELS	TOTAUX
1er arrondissement.........	705	185	880
2e arrondissement.........	813	128	941
3e arrondissement.........	777	187	964
4e arrondissement.........	1057	244	1301
Hôtel-Dieu................	51	87	138
TOTAUX.........	3403	831	4234
Enfants décédés dans leur deuxième année.			
1er arrondissement.........	199	27	226
2e arrondissement.........	215	21	236
3e arrondissement.........	185	15	200
4e arrondissement.........	261	28	289
Hôtel-Dieu................	6	1	7
TOTAUX.........	866	92	958

Or, dans une période décennale correspondante, de 1863 à 1872, il est né à Amiens 15,694 enfants.

TABLEAU N° 3.

Répartition des naissances de 1863 à 1872 par années, d'après le sexe et eu égard à la situation légitime ou illégitime des enfants.

ANNÉES	LÉGITIMES		NATURELS		TOTAUX
	GARÇONS	FILLES	GARÇONS	FILLES	
1863	611	548	148	145	1452
1864	655	602	157	131	1545
1865	671	596	159	133	1559
1866	655	584	152	163	1554
1867	617	635	139	147	1538
1868	653	640	146	159	1598
1869	687	650	159	139	1635
1870	675	615	162	171	1653
1871	571	572	131	125	1399
1872	744	682	165	170	1761
TOTAUX.	6539	6154	1518	1583	15694

De la comparaison des tableaux n° 1 et n° 2 au tableau n° 3, il s'ensuivrait que la proportion des décès par rapport aux naissances serait de 33,08 pour 100 pendant les deux premières années de la vie, se répartissant de la manière suivante :

26,97 pour 100 pour la première année
6,11 pour cent pour la seconde.

En d'autres termes, sur 100 enfants qui naissent à Amiens, il en arriverait 73 à l'âge de un an, 67 à l'âge de deux ans.

Mais ce n'est là qu'un chiffre illusoire ; la réalité est autrement poignante, ainsi qu'il m'est facile de le démontrer.

Si j'envisage en effet isolément les deux catégories que j'ai établies d'enfants légitimes et d'enfants naturels, voici les résultats auxquels je suis amené.

Les 15,694 naissances de ma période décennale se répartissent ainsi qu'il suit :

Enfants légitimes 12693
Enfants naturels 3101

Or, il est mort à Amiens pendant le même laps de temps :

3403 enfants légitimes..... } de 1 jour à 1 an.
831 enfants naturels...... }

4269 enfants légitimes..... } de 1 à 2 ans.
923 enfants naturels ..... }

Ce qui donne une proportion de décès par rapport aux naissances de :

26,81 °/ₒ pour les enfants légitimes
26,79 °/ₒ pour les enfants naturels

pendant la première année de la vie, et pour les deux premières années de :

33,63 °/ₒ pour les enfants légitimes
29,76 °/ₒ pour les enfants naturels.

C'est là un résultat par trop en désaccord avec ce que nous apprennent les statistiques de tous les pays pour qu'il puisse être accepté comme l'expression de la vérité.

Les recherches statistiques de M. Legoyt ont prouvé que le chiffre de la mortalité infantile s'accroit avec le nombre des unions illégitimes, et partout on a trouvé une mortalité beaucoup plus considérable pour les enfants naturels que pour les enfants légitimes : on peut l'évaluer à près du double.

La situation souvent précaire et misérable des filles-mères les tentatives que font beaucoup d'entre elles pour dissimuler leur grossesse et même pour l'empêcher de suivre son cours, les mauvaises conditions au milieu desquelles l'enfant se développe dans le sein de la mère et voit le jour, l'impossibilité où se trouvent beaucoup de ces femmes d'allaiter elles-mêmes leurs enfants, ou, quand elles le font, de leur fournir un lait riche et abondant, la difficulté qu'elles éprouvent à trouver une bonne nourrice, ou à subvenir aux frais que nécessite l'entretien du nouvel être, qui paie en privations la mauvaise humeur d'une mercenaire mal payée, parfois encore la connivence criminelle qui existe plus ou moins ouvertement entre une mère dénaturée et une nourrice coupable, et comme corollaire l'allaitement artificiel et l'alimentation prématurée auxquels est presque fatalement voué le jeune enfant, telles sont les principales causes de mort qui viennent assaillir ces fruits du vice, et s'ajouter à celles déjà trop nombreuses auxquelles sont soumis les enfants légitimes. En faut-il davantage pour expliquer l'effroyable mortalité qui les frappe, et qui est telle que d'après Baumann un sixième seulement d'entre eux parvient à maturité?

Il m'est impossible d'admettre que les enfants naturels d'Amiens soient des êtres privilégiés, qui échappent à l'action des lois qui régissent l'humanité; il faut donc chercher ailleurs l'explication de ces chiffres par trop favorables de la mortalité qui semble les atteindre, et c'est chose facile.

La plupart de ces enfants reçoivent le jour d'ouvrières de fabrique, de domestiques ou d'employées de commerce qui ne peuvent les garder avec elles, parce qu'elles n'ont pas d'intérieur; quelques-uns ont pour mères des jeunes filles d'une classe plus aisée qui ont tout intérêt à écarter, quand elles ne peuvent les faire disparaître, les preuves de leur inconduite ou de leur faiblesse : aussi ces enfants sont-ils envoyés à la campagne à une distance plus ou moins éloignée de la ville; beaucoup d'entre eux meurent en nourrice et on ne retrouve aucune trace de leur décès à l'État-Civil d'Amiens.

Ceci prouve, entre parenthèse, que l'article 80 du Code civil qui enjoint à tout maire dans la commune duquel meurt un étranger d'envoyer immédiatement au lieu de naissance de cet individu un double de son acte de décès, est lettre morte pour la plupart des maires de la Somme. Il est vrai que dans les autres départements cette sage prescription de la loi n'est pas beaucoup mieux exécutée.

Il n'y a pas du reste que les enfants naturels qui meurent ainsi loin de la famille : un certain nombre d'enfants légitimes partagent le même sort. C'est le lot de victimes jetées en pâture à l'*industrie nourricière*.

Quelle est la proportion de ces décès inconnus, qui déchargent d'autant la mortalité infantile de la ville d'Amiens ? C'est ce qu'il m'est impossible de déterminer exactement.

Je puis du moins, grâce aux renseignements obligeants qui m'ont été fournis par M. Dupont, Inspecteur des Enfants assistés de la Somme, et M. Pruvost, préposé, donner une idée des proportions que doit atteindre la mortalité des enfants envoyés hors d'Amiens.

Sur 537 enfants de 1 jour à 1 an placés à la campagne de 1864 à 1873 par l'administration des Enfants assistés, 184 sont morts, ce qui donne une proportion de 34.28 pour 100.

La mortalité des enfants placés directement par les familles et non surveillés doit encore être plus considérable.

Je crois donc pouvoir légitimement conclure que les chiffres de 26.81 décès pour 100 naissances légitimes, 26.79 décès pour 100 naissances illégitimes dans la première année de la vie, ne représentent pas les proportions réelles; ils sont beaucoup trop faibles ; et en adoptant une moyenne de 30 pour 100 pour les enfants de cet âge, je suis absolument certain de me trouver au-dessous de la réalité.

Il y aurait probablement un moyen de retrouver la vérité, ce serait de déterminer la mortalité des enfants de 1 jour à 1 an par chaque arrondissement du département. Comme il est probable que la grande majorité des enfants d'Amiens envoyés au dehors ne s'écarte pas considérablement de la ville, je crois pouvoir prédire que celui qui se livrerait à ce travail trouverait pour les campagnes de l'arrondissement d'Amiens un chiffre de mortalité plus élevé que pour celles des autres arrondissements. La différence servirait à combler la lacune que je signale.

Cette question de la notification des décès des nouveau-nés qui meurent en nourrice est tellement importante que la Commission chargée d'examiner le projet de loi du docteur Théophile Roussel, député de la Corrèze, relative à la protection des enfants du premier-âge, en a fait, avec juste raison, l'objet d'un article spécial dans le projet qu'elle a soumis à l'Assemblée nationale.

« Art. 9. Toute personne qui a reçu chez elle, moyennant salaire, un nourrisson. . . . . est tenue . . . . . .

. . . .

« 4° En cas de décès de l'enfant, de déclarer ce décès dans les 24 heures.

« Après avoir inscrit ces déclarations au registre mentionné à l'article suivant, le maire en donne avis dans le délai de trois jours au maire de la commune où la déclaration de naissance a été faite. » (1).

Pour le moment, acceptons comme exacte la proportion de 30 décès pour 100 naissances pendant la première année de la vie.

Cette proportion peut-elle être considérée comme normale? Est-elle au-dessus, est-elle au-dessous de celle qu'on retrouve dans le reste de la France, ou dans les autres nations de l'Europe, de celle qui est fatale, si je puis parler ainsi, et qui échappe aux soins les plus minutieux de la famille, de l'hygiéniste et du médecin? C'est ce que je vais brièvement étudier.

La mortalité des enfants du premier-âge était autrefois en France, ainsi que l'attestent les tables de Duvillard, beaucoup plus considérable que de nos jours : on comptait 767 survivants sur 1,000 à la fin de la première année : il périssait donc environ le quart des enfants qui naissaient.

(1) *Journal officiel de la République française*, lundi 27 juillet 1874 ; p. 5272.

Cette proportion a notablement diminué. De 1840 à 1849, Heuschling a trouvé 840 survivants sur 1,000 : c'est la période la plus favorable.

M. Bertillon, étudiant des époques plus rapprochées, a constaté, pour la période 1850-1859 196 décès annuels pour 1,000 enfants de 1 jour à 1 an, et 205 pour la période 1857-1864 : c'était une mortalité d'environ 1/5.

On admet aujourd'hui, d'après les documents officiels, qu'elle est de 17.51 pour 100, un peu plus du 1/6.

Si l'on compare la France aux autres pays, on peut voir, d'après le tableau suivant dressé par le docteur Vacher, que nous sommes loin de nous trouver parmi les nations les plus favorisées.

TABLEAU N° 4.

Mortalité des enfants de 1 jour à 1 an pendant la période de 1860 à 1866 dans onze Etats de l'Europe :

Norwége....	10.64	p. 100.	France......	17.51	p. 100.
Ecosse......	12.65	—	Pays-Bas....	18.43	—
Danemarck ..	13.42	—	Prusse......	18.78	—
Suède.......	13.53	—	Autriche.....	24.70	—
Angleterre...	15.13	—	Bavière......	30.»»	—
Belgique.....	16,53	—			

La France n'occupe que le septième rang sur le tableau.

Il suit de là que s'il naît en France 1 million d'enfants environ par année, 175,000 ont cessé de vivre avant la fin de la première année.

Sommes-nous pour toujours condamnés à payer ce lourd tribut aux influences léthifères qui s'attaquent au premier-âge ; ou pouvons-nous concevoir l'espérance de lutter contre elles avec avantage, et d'arriver à restreindre notablement la sphère de leur action ?

Il me paraît qu'on peut, sans présomption, répondre par l'affirmative à la question posée dans ces termes. Remarquons en effet que même en France nous avons des départements dans lesquels la mortalité infantile se rapproche de celle de l'Ecosse et de la Norwége : elle n'est que de 13 pour 100 dans l'Indre et dans la Manche, de 10 pour 100 dans la Creuse et les Basses-Pyrénées, et même de 5 pour 100 dans une partie des populations rurales du département du Rhône. Les causes de cette diminution de la mortalité dans ces parcelles de notre territoire sont faciles à apprécier ; il s'agirait d'en faciliter l'action dans l'ensemble du pays. C'est ce qu'a tenté cette poignée de philanthropes qui forment les diverses Sociétés protectrices de l'enfance à Paris et dans les départements, et les résultats qu'ils ont obtenus sont de nature à encourager de nouvelles tentatives. Dans l'œuvre que j'entreprends, je ne suis donc pas un novateur ; je ne suis qu'un adepte en plus de ce culte auquel se sont déjà vouées tant d'âmes généreuses, et que j'ai l'espoir de voir se propager : le culte de l'enfance.

L'idéal à atteindre serait d'abaisser le chiffre de la mortalité à ce qu'il est en Norwége, par exemple, ou même chez nous, dans la partie dont j'ai parlé du département du Rhône ; on arriverait ainsi, comme le disait le docteur Boudet à l'Académie de Médecine (1) à sauver tous les ans plus de 120,000 enfants, victimes des systèmes barbares qui sont mis en pratique dans notre pays pour élever les enfants du premier âge.

Que nous sommes, hélas ! à Amiens, loin de cet idéal ! Près du tiers des enfants de notre ville périssent avant d'avoir atteint leur première année. Sur 15,964 enfants qui naissent en dix ans, il en meurt à cet âge près de 5,000 ! A-t-on quelquefois réfléchi que cela fait au bout d'un siècle 50,000 vides dans la cité, presque le contingent de la population actuelle d'Amiens ?

Réunissez par la pensée toutes ces tombes dans un même champ funéraire, et défendez-vous alors, si vous le pouvez, de l'immense pitié qui viendra vous saisir le cœur à la vue de cette vaste nécropole !

(1) Séance du 27 novembre 1866.

Et maintenant trouvera-t-on qu'en signalant au début de mon travail la plaie qui ronge la ville d'Amiens, je me sois plu à assombrir le tableau ? Ah ! ceux qui voudront réfléchir aux chiffres que j'ai recueillis et aux conclusions que j'ai cru devoir en tirer, ne m'accuseront pas de pessimisme ; ils comprendront la gravité du problème social qui se pose en face de ces arides études, et ils jugeront que c'est faire acte de bon citoyen que de chercher une solution appropriée aux besoins qu'elles révèlent : c'est ce à quoi je les convie. Et quelle tâche plus noble que celle-là ? quel service plus grand pourrait-on rendre à son pays que de lui conserver les deux tiers de ses enfants qui meurent ?

II. — *Influence du sexe sur la mortalité du premier âge.*

En jetant un regard sur le tableau n° 1, on voit figurer, dans nos 5,192 décès, 2,849 garçons et 2,343 filles, plus de garçons que de filles.

Si le nombre des naissances masculines était beaucoup plus considérable que celui des naissances féminines, ces chiffres n'auraient rien de surprenant et pourraient même cacher une mortalité relative moindre pour les garçons que pour les filles.

Mais, en comparant ce tableau au tableau n° 3, on peut s'assurer qu'il n'y a pas là qu'une simple apparence, et qu'en réalité la proportion des décès est de 35.36 pour 100 pour les garçons — 2,849 décès pour 8,057 naissances — tandis qu'elle n'est que de 30.28 pour 100 pour les filles — 2,343 décès pour 7,737 naissances.

C'est là, du reste, ainsi que l'a établi M. Bertillon, une loi générale et constante non-seulement pour la France, mais encore pour tous les peuples de l'Europe, et, chose remarquable, l'aggravation de mortalité signalée par ce savant pour la période de 1857 à 1864, bien qu'ayant porté sur les deux sexes, a été beaucoup plus marquée pour les garçons.

Si nous ne voyions dans ce jeu de la création qu'un moyen de parer à l'excès des naissances masculines et de rétablir l'équilibre numérique entre les deux sexes, nous trouverions qu'à Amiens le but serait dépassé, puisque, d'après nos chiffres, l'excès de mortalité du sexe masculin l'emporte sur l'excès de ses naissances. Mieux vaut avouer que nous ignorons le rapport de cette loi avec celles qui président aux mutations incessantes de la vie dans l'univers; pas plus que pour beaucoup d'autres questions de ce genre qui depuis des siècles tiennent en éveil l'imagination humaine, nous n'avons aujourd'hui la clef du phénomène.

Verra-t-on plus tard se modifier cette mortalité spéciale comme on a vu varier la durée de la vie moyenne de l'homme? Cela n'est pas impossible, mais c'est difficile à prévoir.

III. — *Influence du choléra et de la guerre sur la mortalité du premier âge.*

De l'examen du tableau n° 1 ressort une autre particularité très-frappante : c'est une augmentation sensible de la mortalité infantile pour les années qui correspondent au choléra et à la guerre.

Tandis que d'ordinaire les décès connus n'atteignent que très-rarement chaque année le chiffre de 500 pour les enfants de 1 jour à 2 ans, nous le voyons s'élever à 620 en 1866, et à 601 et 632 en 1870 et 1871.

Cette augmentation représente la part d'action de ces deux fléaux. Et, particularité que l'on ne connaît généralement pas assez, c'est que la guerre est autrement funeste pour les enfants en bas-âge que le choléra, alors même que ce dernier sévit avec l'intensité que l'on n'oubliera pas de longtemps à Amiens. Pour une durée à peu près égale, l'influence de la maladie s'est fait sentir bien moins longtemps et avec bien moins de force.

Ce n'est donc pas seulement par le nombre d'hommes qui

succombent sous le feu de l'ennemi, et en bien plus grand nombre sous le coup des maladies qui déciment les armées en campagne, que la guerre s'attaque aux forces vives d'une nation. En atteignant leurs nouveau-nés dont elle augmente la mortalité (voir le tableau n° 1, années 1870 et 1871) et dont elle diminue la natalité (voir le tableau n° 3, année 1871), elle leur porte un coup bien plus terrible, parce qu'elle tue leur développement dans son germe.

Que de causes capables de rendre compte de ces effets désastreux! Qu'il me suffise de citer la rareté des mariages pendant la guerre, la séparation forcée des époux, la mort d'un grand nombre de chefs de famille à l'armée, l'insuffisance ou la mauvaise qualité de l'alimentation dans beaucoup de ménages privés de travail par suite du chômage du commerce et de l'industrie, les préoccupations morales, etc.

Il faut crier ces choses-là dans les rues, sur les toits : que n'ai-je pour ma part la grande voix de Bossuet pour lancer comme lui cette apostrophe aux rois et aux gouverneurs des peuples : « *Et nunc, reges, intelligite; erudimini, qui judicatis terram.* »

Je n'ignore pas qu'en vertu de cette loi générale qui sollicite les populations après les grandes guerres à recouvrer leur équilibre par une augmentation du nombre des mariages et une suractivité de leur fécondité, nous voyons l'année 1872, qui a suivi celles de la guerre, atteindre le plus haut chiffre des naissances de notre période décennale ; mais cet accroissement passager ne saurait contrebalancer les pertes de toute sorte que la guerre inflige au chiffre de la population. La victoire elle-même s'achète bien cher à ce prix : mais que ne coûte pas la défaite !

CHAPITRE DEUXIÈME.

DES CAUSES DE LA MORTALITÉ DU PREMIER AGE, A AMIENS.

Les causes de la mortalité du premier âge sont nombreuses et complexes, mais j'espère qu'il sera démontré à tous ceux qui prendront connaissance de ce travail que la plupart relèvent surtout de l'ignorance ou de l'abandon des règles, non pas d'une hygiène savante, mais d'une hygiène usuelle, et que tout le monde devrait connaître et observer.

Comme ces causes, en fin de compte, se traduisent par les maladies qui emportent les enfants, c'est dans les certificats adressés à la Mairie par les médecins vérificateurs des décès, que j'ai dû chercher les éléments de mes appréciations.

Je ne saurais, avec de semblables documents, avoir la prétention d'établir rigoureusement la proportion, d'après leurs nombreuses variétés, des affections qui entraînent la mort des nouveau-nés. Quelque soin que puissent apporter les vérificateurs dans la rédaction des certificats, il est impossible qu'il ne leur échappe pas des erreurs de détail, au sujet d'enfants que, le plus souvent, ils n'ont pas visités de leur vivant, et sur lesquels il n'ont pas toujours de renseignements très-exacts.

Une pareille précision de diagnostic ne m'est heureusement pas nécessaire. Que m'importe en effet (je choisis cet exemple pour me faire comprendre du lecteur) qu'un enfant signalé sur le certificat comme ayant succombé à la diarrhée ou à l'entérite ait présenté telle ou telle forme d'inflammation des organes digestifs; que cette inflammation ait spécialement atteint l'estomac, l'intestin grêle ou le gros intestin? Le fait primordial à mes yeux est que cet enfant a été emporté par une de ces maladies, qui reconnaissent d'ordinaire pour cause une alimentation mauvaise ou mal dirigée. Au lit d'un enfant malade, nous ne pouvons nous attaquer aux lésions particulières déterminées par les diverses formes morbides qu'après en avoir exactement reconnu la nature; mais pour moi, dont les efforts tendent à *prévenir* l'éclosion des maladies de l'enfance, je dois avant tout m'occuper de leurs causes et de leurs origines. C'est là surtout le danger que je dois signaler aux parents, afin qu'il puissent s'en défendre.

C'est cette idée qui a présidé à la classification que j'ai adoptée pour résumer mes recherches; ainsi entendue, cette classification aura l'avantage d'appeler spécialement l'attention des intéressés sur les points importants d'une bonne hygiène de l'enfance. C'est par l'hygiène, en effet, appliquée soit à l'individu, soit aux populations, et par elle seule, qu'on arrive à corriger ou à détruire les causes morbides, à en supprimer ou du moins à en atténuer les effets.

Mais avant de poser les bases de cette classification, je crois devoir établir deux points importants :

1° Quelles sont les chances de mort que courent les enfants suivant leur âge?

2° Quelle est l'influence générale de la température extérieure et des diverses saisons de l'année sur la mortalité qui les atteint?

I.— *Influence de l'âge sur la mortalité des nouveau-nés.*

TABLEAU N° 5.

Sur 15,694 naissances,

Le chiffre des décès	pendant	les quinze premiers jours est de	747
—	—	le premier mois	1405
—	—	les deux premiers mois	2069
—	—	les trois premiers mois	2454
—	—	les six premiers mois	3194
—	—	la première année	4128

Le chiffre des décès pendant les deux premières années...		5192
—	pendant la première quinzaine.......	747
—	— la deuxième quinzaine.......	658
—	— le deuxième mois...........	664
—	— le troisième mois...........	385
—	— le deuxième trimestre.......	740
—	— le deuxième semestre.......	934
—	— la deuxième année..........	1064

Nous trouvons d'après ces chiffres que sur 1000 enfants qui naissent, il en meurt :

Avant les quinze premiers jours...........	47
— la fin du premier mois.............	89
— — du deuxième mois............	131
— — du troisième mois............	156
— — du sixième mois.............	204
— — de la première année.........	263
— — de la seconde année..........	330
Du premier au quinzième jour.............	47
Du quinzième au trentième................	42
Pendant le premier mois..................	89
Pendant le second mois...................	42
Pendant le troisième mois................	25
Du troisième au sixième mois.............	48
Du sixième au douzième..................	59
Pendant la deuxième année................	67

En recherchant la mortalité par mois dans les deux premières années de la vie, on trouve :

Pour le 1er mois...	89 sur 1000	Par mois, du 3e au 6e.	16 sur 1000
Pour le 2e mois...	42 —	Par mois, du 6e au 12e	10 —
Pour le 3e mois...	25 —	Par mois, dans la 2e année	5 —

J'ai cru devoir présenter sous divers jours ces résultats statistiques de mes recherches en raison de leur grande importance. Ils démontrent en effet de la manière la plus frappante que les dangers auxquels est exposé l'enfant en bas-âge sont d'autant plus nombreux qu'il s'éloigne moins du moment de la naissance.

C'est le premier mois de la vie qui est le plus funeste aux enfants : le tiers de ceux qui doivent périr avant la fin de leur première année succombent à cette période : et la mortalité est un peu plus considérable dans la première quinzaine que dans la seconde.

Déjà dès le deuxième mois les chances de mort diminuent de moitié pour le petit être ; elles vont en décroissant de plus en plus jusqu'à la fin de la première année ; et dès la seconde année, l'enfant est dix-huit fois moins exposé à mourir que dans le premier mois.

Ce fait ne saurait du reste surprendre celui qui réfléchit aux conditions insolites qui accueillent le nouveau-né à son entrée dans la vie.

Aussitôt qu'il est séparé de sa mère, une existence nouvelle commence pour lui : les organes nécessaires à la vie intrà-utérine s'atrophient ou disparaissent, ceux qui lui serviront désormais entrent en activité. La respiration s'établit, ainsi que la distribution régulière du sang, en sang rouge et en sang noir ; mais malgré la rapidité des battements du cœur et la fréquence des mouvements respiratoires, l'hématose se fait d'une manière incomplète ; l'enfant, du moins dans les premières heures, produit peu de chaleur vitale, et en tout cas il se trouve beaucoup plus influencé que l'adulte par les causes de refroidissement qui viennent brusquement l'assaillir. Dans notre pays en effet, la température de l'atmosphère, quoique variable suivant la saison, est presque toujours inférieure à celle du liquide au milieu duquel nage le fœtus dans le sein de sa mère.

D'autre part les organes digestifs, soumis jusqu'alors à un repos presque absolu, vont être astreints à un fonctionnement excessivement actif ; l'estomac, qui à la naissance présente à peine la capacité d'une coquille de noix, va se dilater rapidement : il en sera de même des intestins destinés à recevoir comme lui et à transformer les matériaux de nutrition que l'enfant n'avait auparavant qu'à puiser, tout préparés pour l'assimilation, dans le sang maternel.

Les sens ne tarderont pas à s'éveiller et à mettre en branle le système nerveux qui est chez l'enfant d'une impressionnabilité excessive.

Et c'est pour ainsi dire subitement, presque sans préparation, que toutes ces grandes fonctions organiques entrent en jeu, avec une activité dont elles n'approchent dans aucun autre âge.

Voilà pourquoi c'est surtout dans les mois les plus rapprochés de la naissance, et par les affections des organes digestifs, respiratoires et nerveux que périssent les nouveau-nés.

Donc plus l'enfant est jeune, plus il a besoin de cette sollicitude et de ces attentions maternelles, *que rien au monde ne saurait remplacer !*

II. — *Influence de la température extérieure et des saisons sur la mortalité des enfants en bas-âge.*

TABLEAU N° 6.

Répartition par années et par mois des décès des enfants en bas âge, de 1864 à 1873.

ANNÉES.	1864	1865	1866	1867	1868	1869	1870	1871	1872	1873	TOTAUX.
MOIS.	CHIFFRE DES DÉCÈS.										
Janvier....	33	24	23	41	37	26	27	44	33	36	324
Février....	27	37	18	28	49	30	37	65	21	30	342
Mars......	50	39	31	65	47	36	36	78	26	22	430
Avril......	33	27	36	51	47	24	40	52	41	42	393
Mai.......	34	34	32	51	43	33	40	48	39	31	385
Juin.......	27	46	109	33	42	23	44	45	46	33	448
Juillet.....	36	69	116	36	73	61	87	57	39	46	620
Août......	63	51	49	41	73	68	111	60	98	55	669
Septembre..	63	40	45	58	32	62	57	86	75	47	565
Octobre.....	50	41	57	30	24	37	35	52	16	39	381
Novembre...	20	28	62	27	24	34	35	22	24	30	306
Décembre..	34	27	42	34	29	21	52	23	39	28	329
TOTAUX.	470	463	620	495	520	455	601	632	497	439	5192

Les conclusions à tirer des données consignées dans ce tableau sont qu'à Amiens :

1° La mortalité des enfants du premier âge atteint son maximum dans les mois d'août, juillet et septembre ;

2° Elle tombe au minimum dans les mois de novembre, janvier, décembre, février et octobre ;

3° Elle oscille dans des proportions intermédiaires en mai, avril et juin.

En d'autres termes, l'influence de la température peut s'exprimer de la façon suivante : *La grande chaleur est plus funeste aux enfants en bas âge que la chaleur modérée, et celle-ci plus dangereuse encore que le froid.*

J'ai été d'autant plus frappé de ce fait qu'il est tout-à-fait en désaccord avec les idées courantes. On admet en effet depuis les travaux de Villermé et Milne Edwards, et ceux postérieurs du docteur Loir, que le maximum de la mortalité des nouveau-nés correspond aux mois de décembre, janvier et février, et que plus on remonte vers le Nord de la France, plus cette léthalité est considérable.

Semblable remarque aurait été faite par des médecins italiens, russes et allemands.

Ces données concordaient avec les recherches expérimentales faites par Williams Edwards, qui a démontré combien l'abaissement de la température est nuisible aux animaux à sang chaud qui viennent de naître et combien ils produisent peu de chaleur, quand on vient à les séparer de leurs mères. Il est certain que, toutes choses égales d'ailleurs, la résistance des jeunes enfants au froid est plus faible que leur résistance à la chaleur, et qu'ils supportent avec moins de danger une élévation qu'un abaissement considérable de température.

Mais je dois faire remarquer que dans l'étude des causes de la mortalité des enfants du premier âge on doit tenir compte d'un grand nombre d'éléments ; et ce serait, je pense, étrangement s'abuser que de placer en première ligne, parmi ces causes, l'influence de la température extérieure sur la peau et la muqueuse des organes respiratoires.

S'il en était ainsi, comment comprendrait-on que ce soient précisément les contrées les plus septentrionales de l'Europe, la Norwége, l'Ecosse, le Dannemark, la Suède, qui présentent la mortalité infantile la plus faible ?

A mes yeux il existe un facteur bien plus important que la température, c'est l'alimentation. C'est une bonne alimentation, pour le dire de suite c'est le lait maternel qui préserve les jeunes enfants de ces pays du Nord des aggressions de leur climat. Les nourrissons d'Amiens, au contraire, meurent pour la plupart d'affections engendrées par une alimentation mal conçue. Or chez l'enfant aussi bien que chez l'adulte, plus encore que chez l'adulte, puisque le lait et les décoctions dont on le nourrit sont plus exposés à s'altérer que les aliments des grandes personnes, ces maladies se développent surtout pendant la saison chaude. Il en serait sans nul doute autrement si l'allaitement artificiel n'était pas si en honneur dans notre ville.

A l'appui de ce que j'avance, je place ci-dessous deux tableaux qui montrent quelle est pour 100 décès la proportion qui incombe aux divers mois de l'année eu égard à ces maladies que j'appelle maladies d'*alimentation*, et dont les principales sont l'*entérite* (inflammation des intestins), et la *cholérine* ou le *choléra infantile*.

TABLEAU N° 7.

Proportion par mois des décès dûs à l'entérite.

Mois	Proportion		Mois	Proportion	
Janvier	5	pour 100	Juillet	12.20	pour 100
Février	4.80		Août	16.80	
Mars	5.70		Septembre...	14.20	
Avril	6.30		Octobre	9.10	
Mai	6.40		Novembre ..	5.40	
Juin	8.50		Décembre ...	5.10	

TABLEAU N° 8.

Proportion par mois des décès dûs à la cholérine ou au choléra infantile.

Janvier.....	1.60 pour 100	Juillet......	24. » pour 100
Février.....	1.30	Août.......	23.70
Mars.......	1.40	Septembre...	17.70
Avril.......	1.60	Octobre.....	5. »
Mai........	2.10	Novembre...	2.90
Juin........	13.80	Décembre...	2.60

C'est pendant les mois de juillet, août et septembre que ces maladies sévissent avec le plus d'intensité ; et c'est à elles, il n'en faut pas douter, que doit être attribuée la part considérable qui revient à ces mêmes mois dans la mortalité générale.

Ces remarques me paraissent d'autant plus fondées que j'ai trouvé des différences considérables entre la mortalité des mois d'été et celle des mois d'hiver : ces différences se chiffrent en effet par un nombre presque double de décès. Elles ne sont pas dues à quelque grand écart occasionné par l'une ou l'autre des années sur lesquelles ont porté mes investigations : c'est un fait constant pour chaque année, ainsi qu'il est facile de s'en assurer en parcourant les colonnes du tableau n° 6. Je n'ai rencontré que deux exceptions : la première pour les mois de novembre et décembre de l'année 1866 et janvier 1867, la seconde pour les mois de décembre 1870, janvier, février et mars 1871. Mais ces exceptions sont motivées dans le premier cas par les variations qu'infligea à la mortalité habituelle l'épidémie cholérique de 1866 sévissant encore aux époques indiquées, et dans le second cas par la situation misérable que firent aux familles pauvres la guerre et l'invasion à la fin de 1870 et au commencement de 1871.

Ces considérations nous font dès à présent soupçonner

quel est l'ennemi le plus terrible des jeunes enfants (l'alimentation) ; nous aurons par la suite l'occasion de le démasquer complétement.

III. — *Classification des causes de décès des enfants du premier âge.*

Le germe de la vie se trouve parfois vicié dès le moment de la conception ; d'autres fois c'est pendant la grossesse ou après la naissance que le fœtus et l'enfant subissent les atteintes des divers modificateurs à l'action desquels ils sont soumis.

L'atmosphère, par sa température ou les germes morbifiques qu'elle promène, l'alimentation, souvent mal choisie, ou rendue défectueuse dans ses diverses formes par de mauvais procédés, le travail qui s'opère dans l'organisme même de l'enfant par le seul fait de son rapide développement, enfin toutes les influences extérieures qui viennent assaillir chacun des organes du nouvel être, tels sont les agents divers de la mortalité du premier âge.

Il en est parmi eux à l'influence desquels on ne saurait soustraire le nouveau-né, et qui sur le chiffre annuel des naissances prélèvent un tribut fatal, destiné à former le contingent de ce que j'appellerai *la mortalité inévitable;* les autres au contraire cessent de frapper les enfants, là où le savoir et le dévouement s'unissent pour annihiler leurs efforts : ils constituent la part de la *mortalité évitable.* Ces derniers constituent le grand fléau de l'enfance; c'est lui surtout qu'il faut combattre : il n'est plus à craindre lorsqu'il est connu. Malheureusement beaucoup ont des yeux pour ne pas voir; le triple bandeau de l'ignorance, de la routine et du préjugé les aveugle.

Cette question de la mortalité évitable, soulevée il y a quelques années par des médecins dévoués à l'enfance, a beaucoup préoccupé l'opinion publique pendant ces derniers temps; mais l'attention publique s'endort facilement, et il faudrait que dans chaque département, dans chaque arrondissement, dans chaque canton, dans chaque ville populeuse une voix autorisée se fît entendre qui la réveillât.

Les causes de cette mortalité ont été signalées par l'Académie de médecine de Paris, qui a consacré plusieurs années à leur étude détaillée et les a rapportées aux catégories suivantes :

1° La misère, et trop fréquemment la débauche, qui engendrent si souvent la faiblesse native des enfants, et qui les privent de l'alimentation et des soins convenables;

2° Le grand nombre des naissances illégitimes;

3° L'abandon, quelquefois inévitable, mais trop souvent volontaire et inqualifiable de l'allaitement maternel;

4° L'ignorance des règles les plus élémentaires de l'alimentation et de l'éducation physique du premier âge;

5° L'abus, malheureusement trop répandu, de l'allaitement artificiel, toujours inférieur à l'allaitement maternel, et dont les difficultés d'application font souvent un mode d'alimentation dangereux;

6° L'alimentation prématurée, qu'il ne faut pas confondre avec l'allaitement artificiel, bien qu'ils soient presque toujours associés l'une à l'autre;

7° L'absence des soins hygiéniques nécessaires, et en particulier le refroidissement que subissent les nourrissons pendant *les divers transports* auxquels ils sont soumis;

8° L'absence de soins médicaux au début des troubles de la santé;

9° Le défaut de surveillance régulière et d'inspection médicale tant pour ce qui concerne le recrutement des nourrices que pour les soins à donner aux nourrissons;

10° L'obligation encore trop générale du transport des enfants à la Mairie pour la déclaration des naissances;

11° L'incurie et l'indifférence coupable de certains parents à l'égard des enfants envoyés en nourrice;

12° Les vaccinations tardives;

13° La localisation de l'industrie nourricière dans un trop petit nombre de départements, d'où la pénurie de lait de femme dans ces mêmes départements;

14° Enfin les procédés et les actes plus ou moins criminels qui constituent toutes les variétés masquées de l'infanticide.

Toutes ces causes n'atteignent pas également les enfants du premier âge à Amiens; je déterminerai la part qui revient à chacune d'elles en étudiant les sept séries dans lesquelles j'ai réparti, ainsi qu'il suit, mes 5192 décès :

I. — *Mortalité dûe à la débilité congénitale, et aux maladies constitutionnelles ou diathésiques.*
II. — *Mortalité dûe aux maladies qui reconnaissent pour cause spéciale l'alimentation.*
III. — *Mortalité dûe aux maladies qui se développent principalement sous l'influence du froid.*
IV. — *Mortalité dûe aux maladies contagieuses.*
V. — *Mortalité dûe aux maladies des centres nerveux.*
VI. — *Mortalité imputable à la dentition.*
VII. — *Mortalité dûe aux affections chirurgicales et à des causes indéterminées.*

I. — *Mortalité dûe à la faiblesse congénitale et aux maladies constitutionnelles ou diathésiques.*

Le chiffre des enfants morts de faiblesse et de débilité congénitales ou natives, et de maladies constitutionnelles ou diathésiques, est de 600.

Beaucoup de ces enfants atteints de faiblesse congénitale naissent avant terme, et souvent dans un état de maigreur qui rappelle l'aspect de la décrépitude sénile. Leur poids, parfois inférieur à 2 kilog., dépasse rarement 2 kilog. 500. Leur cri est faible et étouffé; ils sont débiles et sujets à un état de torpeur syncopale comparable à la léthargie des animaux hibernants. Plongés dans une immobilité et un sommeil continus, ils semblent complétement étrangers au monde extérieur. Leur respiration est faible, quelquefois insensible; c'est à peine s'ils développent une quantité appréciable de chaleur; leurs extrémités sont froides et décolorées; parfois même on ne s'aperçoit qu'ils existent qu'en recherchant avec soin les battements du cœur, tant est imperceptible le souffle de vie qui les anime.

S'ils en est qui périssent, quoi qu'on fasse, sans avoir pu secouer leur torpeur, beaucoup succombent au défaut de soins que réclame cette espèce d'arrêt de développement; mais beaucoup aussi doivent la vie à un traitement bien entendu.

La plupart de ces enfants s'éteignent après quelques semaines, quelques jours ou quelques heures d'une chétive existence; quelques-uns meurent subitement dans une syncope; d'autres sont emportés par des hémorrhagies diverses du nez, des poumons, de l'estomac, ou des intestins, produites par les maladies désignées sur les certificats de décès sous les noms de *scorbut* ou *purpura hémorrhagique;* d'autres enfin s'étiolent et succombent après avoir présenté pendant un ou plusieurs mois les signes de l'*anémie*, la langueur, la pâleur des muqueuses et des téguments, des palpitations, etc., etc.

A ces enfants nés sans résistance vitale, j'ajouterai ceux qui viennent au monde avec un vice de conformation qui diminue les chances de vie. C'est ainsi que cinq enfants ont succombé à l'affection désignée sous le nom de *cyanose des nouveau-nés*. C'est une maladie caractérisée par la coloration bleuâtre de la face et des téguments, dûe à une lésion congénitale du cœur, qui permet le mélange du sang artériel et du sang veineux. La plupart des enfants atteints de ce vice de conformation ou de toute autre affection organique congénitale du cœur meurent en bas âge.

Les causes de la débilité native des enfants sont nombreuses; mais à part les maladies qui peuvent venir accidentellement entraver le cours régulier de la grossesse, on peut dire que l'état de santé des parents, au moment de la conception, en est la source la plus commune.

Pour traiter complétement ce sujet, il faudrait soulever les questions les plus ardues de doctrine médicale, celle de l'hérédité morbide, celle de l'influence exercée sur l'homme et ses produits par l'éducation, le défaut d'hygiène et les conditions sociales, la question si importante du mariage, celle de la prostitution, des naissances illégitimes, du paupérisme, etc.

La nature et le but de ce travail m'obligeant à une extrême concision, je ne ferai qu'effleurer les points les plus saillants de ce sujet.

Bien que nous ignorions les phénomènes intimes de la transmission à l'ovule, par le fait même de la fécondation, des aptitudes paternelles et maternelles, il est un fait acquis, c'est que l'état de santé actuelle des parents, aussi bien du père que de la mère, a une influence prépondérante sur l'organisation du nouvel être; ce qu'on est convenu d'appeler le tempérament, la constitution, les idiosyncrasies, etc., ne sont le plus souvent qu'une reproduction plus ou moins fidèle de la perfection ou des vices de l'organisme des parents. Comme l'a dit Hippocrate, et comme l'ont constaté les observateurs de tous les siècles : « *D'un phlegmatique naît un phlegmatique, d'un bilieux un bilieux, d'un phthisique un phthisique.* »

Comment alors ne seraient pas presque fatalement voués à l'impuissance vitale ces êtres engendrés par des adolescents à peine pubères, que l'exercice précoce de la virilité enerve et épuise, par le commerce d'hommes avancés en âge avec de jeunes filles, ou des femmes dont la constitution est appauvrie par la misère ou la débauche, ceux qui naissent de parents entachés déjà d'une affection diathésique qui doit bientôt les conduire au tombeau? Il est un préjugé funeste qui court le monde et se transmet de génération en génération malgré l'expérience des siècles, c'est que le mariage est le meilleur remède d'un certain nombre de maladies : c'est un port où doivent se réparer les avaries causées à la santé par une jeunesse orageuse; c'est une terre promise où un organisme débilité dès la naissance puisera la sève qui lui est nécessaire pour croître et se raffermir ; et sous le prétexte d'appliquer cette panacée, on arrive à transformer la chambre nuptiale en une salle d'hôpital. Pères et mères qui lirez ces lignes, pénétrez-vous bien de l'idée que l'examen des conditions physiques du mariage doit être pour vous chose aussi sacrée que celui des conditions morales et sociales. C'est un crime que de greffer une branche pleine de vie à un tronc malade et desséché; c'est une monstruosité que de river à la même chaîne deux êtres cacochymes, qui n'ont d'autre perspective qu'une existence misérable, aggravée de toutes les douleurs dont ils souffriront dans leurs rejetons !

Sont aussi pour la plupart atteints de faiblesse native les produits de la débauche, ces enfants naturels sur lesquels pèse une si effroyable mortalité. Victimes de la prostitution, du concubinage et du célibat, ils trouvent le germe de la mort à la source même où ils ont puisé la vie !

Parlerai-je de l'influence de la syphilis sur le nouveau-né ? Je dois reconnaître que les décès des nouveau-nés causés par la syphilis héréditaire et congénitale sont très-rares à Amiens. Six cas seulement sont signalés sur mes tableaux ; en admettant même que certaines maladies classées sous d'autres noms, telles que le *pemphigus*, l'*ecthyma*, etc., dussent être portées à son actif, ce dernier serait encore bien restreint. C'est là un fait qui me paraît bien remarquable pour une ville de plus de 60,000 habitants. Fasse le ciel que longtemps encore la peste syphilitique, *lues venerea,* respecte les foyers amiénois !

Mais il faut bien savoir que ce n'est pas seulement par les manifestations qui lui sont propres que la syphilis tue les nouveau-nés procréés par des parents infectés ; elle se transforme souvent par l'hérédité en diverses maladies, telles que la scrofule et la phthisie. Malheur donc au jeune homme contaminé, qui, après avoir demandé sa guérison aux soins de l'art, ne lui donne pas la consécration du temps ! Quand bien même il ne souillerait pas sa compagne, il s'expose à voir fructifier sous ses yeux le funeste héritage dont il aura doté ses enfants !

Que dirai-je de l'influence que l'alcoolisme exerce sur la vitalité des enfants? L'ivrognerie engendre la dégradation physique et morale, la brutalité et la misère, qui sont autant de causes de mort pour le nouveau-né.

Ceux qui boivent beaucoup de vin, dit Amyot (trad. de Plutarque), sont lâches à l'acte de génération, et ne sèment rien qui vaille pour engendrer.

Qu'aurait-il donc dit s'il avait connu les effets de l'alcool, et surtout de ces alcools de mauvaise nature dont se gorgent certaines classes dans nos contrées du Nord ?

Les enfants, issus de parents ivrognes, apportent souvent, avec une constitution débile, la prédisposition à un grand nombre de maladies graves, et Darwin va jusqu'à prétendre que ces maladies se transmettent jusqu'à la troisième génération. En outre ils sont quelquefois victimes, soit avant, soit après leur naissance, des mauvais traitements infligés à eux ou à leur mère par un père en état d'ivresse.

Il n'est pas nécessaire d'être médecin ni même bien fin obervateur pour soupçonner les ravages que l'alcoolisme doit exercer dans certaines classes de la population d'Amiens ; je parle de l'alcoolisme éhonté, qui ne craint ni le mépris public ni les sévérités de la loi. Il s'étale sans vergogne jusque dans les rues de la ville à certains jours et à certaines heures.

Il en est autrement de ceux qui respectent encore assez les convenances sociales pour ne se livrer que chez eux à l'abus des liqueurs fortes. Leur passion n'a souvent d'autre témoin qu'une famille attristée, d'autre confident que le médecin appelé à combattre les accidents qu'elle entraîne : mais pour se masquer sous des dehors moins repoussants, elle n'en est pas moins funeste.

Je crois pouvoir jeter un certein jour sur cette question de l'alcoolisme dans la ville d'Amiens, — question que je n'ai du reste pas à traiter à fond dans ce travail — grâce aux indications que je dois à l'obligeance de M. Lachambre, premier commis de la Direction des Contributions indirectes de la Somme, sur les quantités d'alcool consommées (1) et le nombre des débits existant à Amiens.

Ont été frappées du droit (2) à Amiens les quantités suivantes d'alcool dans l'espace de cinq années :

1867	5.792 hect. 51 lit.			1872	5.854 hect. 56 lit.		
1868	5.961	»	55 »	1873	5.925	»	61 »
1869	6.486	»	36 »				

La consommation de l'alcool suit dans ce tableau une progression continue jusqu'en 1869. On pourrait croire, en voyant la diminution qui marque les années postérieures à la guerre, que les leçons du malheur ont produit leur salutaire influence jusque sur les masses ; il n'en est rien. Il faut chercher la cause de cette diminution d'une part dans la crise commerciale occasionnée par la guerre, et d'autre part dans la prévoyance des propriétaires et des débitants *rédimés* (3) qui, dans la prévision de l'augmentation de l'impôt, ont fait en 1871 des approvisionnements considérables. M. Lachambre me disait que d'ores et déjà il était persuadé que pour l'année 1874 la consommation de l'alcool reprendrait la progression ascendante qu'elle suivait avant la guerre.

(1) Les chiffres qui m'ont été fournis par M. Lachambre représentent les quantités d'alcool *imposées* et non les quantités d'alcool *consommées* à Amiens.

Cette réserve faite, je dois ajouter que M. Lachambre, se basant sur des calculs qu'il serait superflu de faire entrer dans mon Mémoire, estime que le chiffre d'hectolitres d'alcool répondant à la consommation, dépasse celui qui est soumis à la perception des droits.

(2) Il faut encore faire entrer en ligne de compte les quantités d'alcool que la fraude soustrait au contrôle administratif.

(3) On nomme débitants *rédimés* ceux assez nombreux à Amiens, qui acquittent les droits au moment de la réception des liquides alcooliques.

Ainsi, en cinq années, une ville de 60,000 habitants consomme 30,020 hectolitres 59 litres d'alcool pur, ce qui fait une moyenne de plus de 6,000 hectolitres par année ou 1 hectolilre pour dix habitants.

Le degré moyen de l'eau-de-vie était de 45° en 1867, 1868 et 1869 avant l'élévation des droits ; il est depuis 1872 de 40° environ (1) ; en se basant sur ces chiffres, on arrive à une moyenne de 14,000 hectolitres d'eau-de-vie consommés annuellement, soit plus de 2 hectolitres pour dix habitants.

Distrayez du nombre des buveurs les femmes, les enfants et les personnes sobres, et vous resterez effrayés de la quantité d'alcool ingérée par les ivrognes de profession.

La plus grande partie de ce poison est absorbée chez les débitants; ce qui le prouve, c'est que les liqueurs et les eaux-de-vie en bouteille que l'on boit après le repas, à doses modérées, et souvent avec profit, n'entrent que pour une part minime dans le rendement des impôts perçus sur l'alcool, à peine 5 pour 100.

Le chiffre des débits est énorme relativement à celui de la population.

Etat des débits de la ville d'Amiens pendant 5 ans.

1867.....	950	1872.....	990
1868.....	960	1873.....	975
1869.....	1000		

En prenant la moyenne de ces chiffres divers, on arrive à constater l'existence d'un débit environ pour 60 habitants.

L'Administration préfectorale tend à en restreindre le nombre, en opposant à l'ouverture de nouveaux débits des difficultés sérieuses : ces tendances ne sauraient trop s'accentuer dans l'intérêt moral aussi bien que physique de la population.

Outre l'état de santé des parents au moment de l'acte générateur, il faut encore signaler les conditions sociales au milieu

(1) Pour donner aux eaux-de-vie, plus faibles aujourd'hui, le mordant si apprécié du palais des ivrognes, on remplace l'alcool par des substances corrosives ou âcres, qui en augmentent les pernicieux effets.

desquelles la femme est obligée de vivre pendant sa grossesse. Quelle différence sous ce rapport entre la fille-mère, pour laquelle la conception est une honte, et la mère de famille dont elle fait le bonheur ! Quelle différence entre la femme pauvre et celle d'une classe plus aisée ! Ces questions du paupérisme et de la prostitution occupent depuis des siècles les philosophes, les philantropes et les législateurs. Je me borne à signaler ces causes de débilité native, et je puis les ranger en première ligne à Amiens où, sur 5,192 décès d'enfants du premier âge, je n'en ai trouvé que 400 appartenant aux classes aisées, tandis que j'ai noté 923 décès d'enfants naturels, et 3,869 d'enfants des classes pauvre et ouvrière.

Je signalerai en dernier lieu l'influence des unions consanguines, qui constituent, selon mon regretté maître Michel Lévy (1) une des causes actives de la décadence physique et intellectuelle des populations.

Cette cause est connue depuis longtemps, et l'on peut se rappeler avec quelle sévérité la loi judaïque, dont le christianisme a adopté sur ce point la discipline, interdisait ces sortes d'unions jusqu'au troisième degré de parenté. Malheureusement, la loi civile, plus tolérante, permet trop souvent d'éluder les sages prescriptions de la loi religieuse.

De toutes les maladies constitutionnelles, les plus fréquentes sont celles qui résultent de la diathèse scrofulo-tuberculeuse. Elles sont représentées dans ma statistique par les chiffres suivants :

Scrofule.................................18
Phthisie pulmonaire...................50

Mais je me hâte d'ajouter que ces chiffres ne représentent que la part la plus minime qui doive être faite à cette diathèse; partout on retrouve son influence, elle porte son action sur tous les organes; aussi, dois-je dès à présent signaler son

(1) Michel Lévy. *Traité d'Hygiène publique et privée*. T. II, p. 795.

intervention active dans le développement des différentes maladies de l'intestin, du péritoine et des enveloppes cérébrales que nous désignons sous les noms *d'entérite, de péritonite et de méningite tuberculeuses.*

La scrofule et la tuberculose sont deux sœurs jumelles qui ont la même origine et reconnaissent les mêmes causes.

Sans doute elles sont quelquefois acquises, et sont alors inhérentes au travail forcé, à la privation d'une nourriture suffisamment animalisée, à l'habitation dans des endroits humides, froids et mal aérés, au défaut de propreté corporelle, enfin à ces mille causes antihygiéniques qui forment le cortége inséparable de la misère; quelquefois elles succèdent à d'autres maladies : c'est ainsi qu'on voit dans certains cas chez l'enfant la phthisie, dans sa forme chronique, prendre la place du catarrhe et de l'inflammation des poumons. Mais ce sont là des causes accessoires et qui favorisent plutôt qu'elles n'engendrent l'éclosion de ces maladies.

Dans la grande majorité des cas, la scrofule et la tuberculose sont héréditaires : elles frappent l'enfant du riche comme celui du pauvre ; c'est un legs funeste fait aux enfants par un père ou une mère tuberculeux ou scrofuleux, ou quelquefois, je le répète, entachés du vice syphilitique.

Je dois néanmoins signaler, pour la phthisie pulmonaire, un fait admis depuis longtemps par de consciencieux observateurs et auquel les travaux récents d'un de mes maîtres, M. le docteur Villemin, professeur au Val-de-Grâce, semblent donner une consécration scientifique : c'est la contagion lente à laquelle peuvent être exposés les parents d'un tuberculeux par une cohabitation intime et prolongée. Pour les enfants des classes pauvres qui vivent et couchent dans la même chambre que leurs parents malades, elle ajoute ses effets à ceux de la prédisposition morbide héréditaire.

La scrofule et la phthisie pulmonaire sont deux des plus grands fléaux de notre société; à Amiens, comme partout ailleurs, elles exercent d'immenses ravages ; et souvent on ne s'en préoccupe que quand il est trop tard, que lorsqu'on voit expirer, après une longue agonie, son mari, sa femme ou ses enfants.

Il est fâcheux que notre législation n'ait pas pris en considération d'aussi funestes résultats, et qu'elle n'ait pas fait de ces affections des motifs d'opposition au mariage; il est plus fâcheux encore qu'avertis par les exemples qui se renouvellent chaque jour, les chefs de famille ne prennent pas, à la veille d'une union à laquelle souvent rien n'oblige, plus de souci de l'intérêt bien entendu de leurs enfants, et ne recourent pas plus fréquemment aux conseils de leurs médecins.

TABLEAU N° 9.

Maladies désignées comme causes de décès, dans le paragraphe précédent.

Faiblesse congénitale	477	Ecthyma généralisé	2
Mort subite	5	Cyanose des nouveau-nés..	5
Scorbut et purpura hémorr:	3	Affection organique du cœur congénitale	9
Anémie	23	Scrofule	18
Syphilis.	6	Phthisie pulmonaire	50
Pemphygus	2		

II. — Mortalité due aux maladies qui reconnaissent pour cause principale l'alimentation.

Les maladies dont je vais parler sont le plus souvent les conséquences directes d'un mauvais régime; elles emportent plus de la moitié des jeunes enfants qui meurent à Amiens.

C'est donc de toutes les questions que je dois aborder la plus importante, d'autant plus qu'elle n'intéresse pas seulement la santé actuelle du nouveau-né, mais encore son développement ultérieur.

L'alimentation du premier âge est l'assise sur laquelle reposera la constitution de l'individu ; elle laisse dans son organisation des traces indélébiles, et lui imprime un cachet ineffaçable.

Ce n'est donc pas assez pour l'avenir du pays de s'opposer à l'abaissement du chiffre de la population en arrachant à la mort les enfants qui viennent au monde, il faut encore prévenir l'abâtardissement de la race toute entière, préparer des générations robustes et pleines de sève qui ne trouvent pas trop lourds les fardeaux que nous leur laisserons, et assez fortement trempées pour réparer par leur virilité les malheurs que l'incurie de leurs pères ont amenés sur la France.

Ce sont là deux questions connexes qui réclament une même solution : et pour donner une idée de ce qu'il y a à faire dans cette voie, j'intercale à cette place un tableau dont je dois les éléments à l'extrême obligeance de M. Flotat, chef de la première division de la Préfecture de la Somme.

TABLEAU N° 10.

Etat des jeunes gens des classes de 1852 à 1870 qui ont pris part dans les divers cantons d'Amiens aux tirages au sort et ont été examinés par les conseils de révision, et des exemptions pour cause de santé.

Classes.	NOMBRE de jeunes Gens		EXEMPTIONS POUR INFIRMITÉS CONSTATÉES					TOTAL des Exemptions pour cause de santé.
	ayant pris part au tirage au sort.	sur lesquels le Conseil de Révision a statué.	Faiblesse générale.	Rachitisme.	Maladie des organes respiratoires.	Défaut de taille.	Infirmités diverses.	
1852	419	361	98	3	»	16	80	197
1853	414	367	31	2	1	19	72	125
1854	455	455	84	6	»	27	73	190
1855	491	444	55	4	»	30	86	175
1856	455	376	50	4	»	20	79	153
1857	413	280	32	3	»	15	49	99
1858	421	420	74	8	»	16	103	201
1859	450	322	46	3	»	18	67	134
1860	427	295	31	2	1	32	50	116
1861	453	267	21	2	2	16	43	84
1862	459	267	15	3	»	14	44	76
1863	510	301	26	1	3	16	58	104
1864	486	326	16	2	»	22	68	108
1865	522	329	20	3	»	15	74	112
1866	531	345	24	3	»	24	76	127
1867	573	398	55	1	1	16	81	154
1868	537	384	41	5	»	17	79	142
1869	521	257	29	1	»	18	84	132
1870	597	218	78	13	»	25	87	203
Totaux.	9134	6392	826	69	8	376	1353	2632

Quoi de plus navrant que l'examen de ce tableau ! Sur 6,392 jeunes gens, 2,632 exemptions du service militaire pour cause de santé ! Plus du tiers, près de la moitié d'infirmes dans notre population virile ! Et, pour le dire en passant, ce sont précisément ceux-là à qui l'institution des armées permanentes laisse la liberté du mariage précoce ! Et dans cette multitude d'infirmes, près de la moitié sont atteints de défaut de taille, de faiblesse générale, de rachitisme ou de maladies de poitrine.

De pareils résultats peuvent se passer de commentaires : ils démontrent un vice radical, soit dans la puissance de reproduction d'une population, soit dans la manière dont elle élève ses rejetons.

Ces effets déplorables relèvent en grande partie du mode d'alimentation auquel sont soumis les nouveau-nés à Amiens, et reconnaissent pour causes principales l'abandon de l'allaitement maternel et l'absence des nombreuses précautions indispensables pour mener à bien l'allaitement artificiel.

Ce sont là des causes notoires : mais ce qu'il est impossible de déterminer exactement, ce sont les proportions dans lesquelles elles agissent. Je n'ai trouvé dans les documents officiels aucun renseignement sur la manière dont avaient été nourris les enfants décédés : c'est là une lacune excessivement regrettable et qu'il serait facile de combler en faisant mentionner désormais ce point spécial sur les certificats de décès des enfants de 1 à 2 ans.

Quant à savoir combien parmi les enfants vivants sont allaités par leurs mères, combien par des nourrices à domicile, combien envoyés à la campagne, combien élevés au biberon, cela n'est guère possible que d'une manière approximative. Pour connaître la vérité sur ce point, il faudrait établir une vaste enquête que l'Administration seule pourrait mener à bonne fin, soit en exigeant des parents qu'ils désignent au moment de la déclaration de naissance de quelle manière ils entendent nourrir le nouveau-né, soit en faisant vérifier le fait au moins tous les cinq ans, à l'époque des recensements.

Ils n'y a pas, à proprement parler, à Amiens, *d'industrie nourricière*, c'est-à-dire de ces bureaux de location de nourrices qui existent à Paris, et qui, à part l'établissement municipal, placé sous la surveillance de l'administration de l'Assistance publique et malheureusement trop peu achalandé, en attirant les femmes qui veulent nourrir par l'appât du lucre et l'absence de surveillance médicale, n'ont d'autre but que de les exploiter et de spéculer sur la santé publique.

Il y a néanmoins un grand nombre d'enfants de notre ville qui ne sont pas nourris par leurs mères. L'abandon de l'allaitement maternel est aujourd'hui affaire de mode ; nourrir un enfant serait une gêne pour la mère, un trouble-repos pour le mari ! La vanité, une coquetterie mal entendue, l'amour du bien-être et du plaisir, l'égoïsme, cette coupable passion *du moi,* qui se glisse jusque dans les familles, conspirent contre les lois de la nature, et décident beaucoup de mères à renoncer à leur sublime mission, au grand détriment de leurs enfants et quelquefois de leur propre santé.

Les nécessités de position frappent surtout le petit commerce ; l'obligation où se trouvent beaucoup de mères de cette classe de s'occuper des affaires à toute heure du jour ne leur laisse pas le temps d'allaiter leurs enfants, et pour peu que l'appartement soit trop étroit ou les ressources insuffisantes pour avoir une nourrice chez soi, on envoie le nouveau-né à la campagne.

Les familles aisées dans lesquelles, pour un motif quelconque, l'enfant n'est pas nourri par sa mère, font venir une nourrice de Paris, ou s'abouchent avec des femmes de la campagne, soit directement, soit — ce qui est le cas le plus fréquent — par l'intermédiaire de leurs médecins, et ces femmes, qu'on appelle des *nourrices sur lieu,* viennent s'installer au domicile de l'enfant, qu'elles allaitent sous l'œil maternel.

Pour les classes moins favorisées de la fortune que les deux catégories dont je viens de parler, voici ce qui se passe. Beaucoup de femmes indigentes, grâce à un secours public, nourrissent leurs enfants, quelquefois jusqu'à 14, 15, 16 et 18 mois ; elles y trouvent l'avantage de n'être obligées à aucuns frais, et l'espoir d'être préservées d'une nouvelle grossesse. Ce n'est pas parmi les enfants de cette classe, du moins avant l'époque du sevrage, qu'on constate la plus grande mortalité.

Il en est autrement des familles ouvrières, dans lesquelles la mère est forcée de travailler hors de chez elle. Si elles ne sont pas trop pauvres, elles envoient leur premier enfant en nourrice ; avec un second, ce sont de nouvelles charges qui ne permettent plus de supporter les frais d'un élevage au dehors ; la mère commence par donner le sein à son enfant ; mais au bout de quelques mois, elle se voit forcée, afin de pouvoir se livrer à son travail, de le sevrer et le met au biberon ; s'il en survient un troisième, c'est à l'allaitement artificiel qu'elle a recours immédiatement et ainsi de suite pour les couches subséquentes.

Dans l'état actuel des choses, la plupart des ouvrières ne s'occupent pas elles-mêmes de leurs enfants, elles les confient à des soins étrangers : heureuses quand elles peuvent s'adresser à leurs propres mères, chez lesquelles parlera la voix du sang et qui donneront du moins à leurs petits-enfants des soins attentifs, qu'il suffirait de rendre éclairés.

Malheureusement toutes n'ont pas cette ressource ; beaucoup ont perdu leurs parents, d'autres en sont éloignées, d'autres enfin en sont séparées par la porte d'un hospice. Ce serait peut-être ici le lieu de discuter jusqu'à quel point la manière dont se distribuent les secours officiels concourt à l'affaiblissement et à la disparition de l'esprit de famille : mais cela m'entraînerait trop loin. Je me borne, quant à présent, à faire des vœux pour qu'un jour la charité publique puisse se traduire par des *secours domiciliaires*. Le jour où le prolétaire saura qu'à l'heure de la vieillesse et des infirmités, tout en restant avec ses enfants, il ne sera pas à leur charge, au lieu de vivre au jour le jour dans la perspective d'une retraite à l'hospice, il s'inquiétera de son avenir et de l'avenir des siens, il s'attachera davantage à ses enfants et ses enfants à lui, et l'on verra disparaître ces traditions monstrueuses qui font chez nous reléguer à l'hospice les vieux parents aussi facilement qu'on les tue chez les peuplades barbares ; et cette régénération morale aura une influence efficace sur la manière d'élever le nouveau-né.

Je n'ignore pas qu'en soulevant cette question j'insurgerai contre moi au moins l'esprit de routine : que m'importe, si le germe que je dépose doit fructifier un jour ?

Beaucoup de femmes de la classe ouvrière sont donc obligées d'adresser leurs enfants à ce qu'on appelle des *nourrices sèches*. Ce sont presque toutes des personnes plus ou moins âgées et surtout plus ou moins misérables, qui exercent leur industrie dans les faubourgs de la ville. Sur mes 5192 décès, 264 ont eu lieu chez ces sortes de nourrices, près de 1/20 ; et je ne compte pas dans ce chiffre les enfants retirés par les familles, alors qu'ils sont malades, et qui viennent mourir dans les bras de leurs parents.

Bien des fois, dans l'étude que j'ai faite des certificats de décès, j'ai vu les mêmes adresses reparaître sous mes yeux ; et ce que j'ai également constaté, c'est que la plupart de ces enfants sont morts d'inflammation d'entrailles, beaucoup aussi sans que le médecin ait été appelé, c'est-à-dire tués par la mauvaise alimentation et le défaut de soins. Plus d'une fois ma pensée s'est reportée sur ces femmes que dans certains pays la voix publique a qualifiées du nom de *faiseuses d'anges*. Je ne parle que des *nourricières* de la ville, celles de la campagne m'ont nécessairement échappé.

Telles sont les différents modes d'élevage des enfants à Amiens, en dehors de l'allaitement maternel ; et s'il m'est impossible d'indiquer par des chiffres la part qui incombe à chacun d'eux dans la mortalité des petits Amiénois, je n'en possède pas moins des renseignements qui sont propres à éclairer les parents et la société sur la nature du danger que je signale.

D'une manière générale, la mortalité des enfants privés de l'allaitement maternel s'élève en France, suivant les départements, aux proportions de 30, 40, 50, 60, 70 p. 100, et même dans certains départements, elle monte jusqu'à 90 p. 100 à l'égard des enfants assistés.

Mais elle se répartit très-inégalement suivant que l'enfant est allaité par une nourrice sur lieu, ou loin de la famille, ou élevé au biberon.

L'allaitement mercenaire, pratiqué dans la famille sous les yeux de la mère, offre peu d'inconvénients quand la nourrice est bonne ; il devient même nécessaire quand la mère est malade.

Mais il est dangereux pour l'enfant de la nourrice, qui se trouve d'ordinaire condamné à l'allaitement artificiel et succombe trop souvent aux suites du sevrage prématuré, et du changement brusque d'alimentation.

D'après le docteur Monot (1), dans le canton de Montsauche (Nièvre), de 1858 à 1869, le nombre des femmes qui sont parties nourrir sur lieu s'élève à 2710, le chiffre de leurs enfants morts à 779, c'est-à-dire 33 p. 100, et cela dans un laps de temps qui a varié entre 8 jours et 3 mois à partir du sevrage. En 1870-71, alors que le blocus de Paris mit entrave à l'industrie nourricière dont cette ville est le point de mire, la mortalité des enfants de ce même canton, forcément nourris par leur mère, tombait à 17 p. 100.

C'est là un immense malheur dont sont en partie responsables ceux qui acceptent une nourrice dont l'enfant trop jeune souffrira du sevrage prématuré ; il peut d'ailleurs rejaillir sur le nourrisson qu'on lui confie, en raison des perturbations que cause dans la sécrétion lactée la nouvelle, qui n'est pas toujours cachée à cette femme, de la mort de son

(1) Dr C. Monot, *de la Mortalité excessive des Enfants*, etc., Paris, 1872.

enfant. Aussi ai-je vu avec plaisir dans le projet de loi du docteur Théophile Roussel (1), un article qui fixe à 7 mois au moins l'âge que doit avoir le dernier né d'une femme qui se propose de devenir nourrice.

La proportion des décès devient autrement considérable lorsque l'allaitement mercenaire est pratiqué loin de la famille.

D'après le docteur Créquy (2), sur 299 enfants observés à Paris jusqu'à l'âge de trois mois, 181 allaités par leurs mères ont donné 15 morts : 8 p. 100; – 54 élevés par des nourrices à leur domicile, 10 morts : 18 p. 100.

A Lyon, d'après le docteur Rodet, la mortalité des enfants nourris par leurs mères est inférieure pour la première année de la vie à 20 p. 100 ; elle atteint 35 p. 100 pour ceux qui sont envoyés à la campagne.

D'après la *Gazette d'agriculture* de 1778, n° 26, les états tenus par le bureau des recommanderesses à Paris, portent que de 1771 à 1776 inclusivement il a été placé à la campagne, année commune, 9,581 enfants, c'est-à-dire à peu près la moitié des enfants nés à Paris, sans compter ceux qui ont été placés directement par les familles, et que sur ce nombre il est mort chez les nourrices environ le tiers, soit 33 p. 100. Aujourd'hui on sait que la mortalité des petits Parisiens placés à la campagne est de 51.68 p. 100 : nous ne sommes pas en progrès.

Partout on observe les mêmes résultats. Un médecin de Strasbourg, M. le docteur Willemin, a étudié cette question sur tous les enfants nés de 1845 à 1854 à la clinique d'accouchements de M. le professeur Stoltz : il a trouvé que la mortalité de ces enfants, en général misérables, puisque leurs mères accouchaient à l'hôpital, n'était que de 21 p. 100 chez ceux qui étaient allaités par leurs mères, tandis qu'il s'élevait à 87 p. 100 pour les enfants placés en nourrice.

(1) *Journal officiel de la République française*, lundi 17 juillet 1874.

(2) *Gazette des Hôpitaux*, n° du 28 janvier 1873, p. 84.

Dans son son livre sur *l'allaitement maternel* (1), M. le docteur Brochard nous apprend que pendant les années 1858-1859, dans l'arrondissement de Nogent-le-Rotrou, sur 2,429 nouveau-nés envoyés de Paris, 866 sont morts : mortalité, 35 p. 100; et dans le même arrondissement, dans le même laps de temps, cette mortalité n'était que de 22 p. 100 pour les enfants allaités et soignés par leurs mères.

Dans la Gironde, la Société médico chirurgicale de Bordeaux a constaté que les enfants livrés à l'allaitement mercenaire subissent une mortalité qui varie de 85 à 92 p. 100.

A Rouen, dans les mêmes conditions, la proportion, d'après les relevés de M. le docteur Duméril, est de 68 p. 100 pour les garçons et de 51 p. 100 pour les filles.

M. le docteur L. Lefort (2) a signalé, d'après les chiffres qui lui ont été communiqués par M. Husson, directeur de l'administration de l'Assistance publique à Paris, que sur le nombre des enfants (dont un tiers d'illégitimes) placés de 1862 à 1866 par le grand bureau dont j'ai parlé plus haut (voir page 35) la mortalité de la naissance à 1 an a été :

Pour les enfants légitimes, de 27.83 p. 100,

Pour les enfants naturels, de 33.09 p. 100 (10.794 placements).

Que sur les 13,139 enfants assistés placés de 1863 à 1866, la mortalité a été de 36 p. 100.

C'est surtout à ces derniers que l'allaitement mercenaire est funeste : il résulte d'un rapport officiel sur l'enquête ordonnée par le Gouvernement pour l'année 1860 que la mortalité relative à ces enfants a été de :

62.16	pour 100 pour	l'Indre-et-Loire.
66.46	—	la Côte-d'Or.
69.23	—	la Seine-et-Oise.
70.27	—	l'Aube.

(1) *Revue des Deux-Mondes*, t. 86, 15 mars 1870, p. 378.

(2) Docteur Brochard, *de l'Allaitement maternel, etc.* Paris 1868.

78.09 pour 100 pour	le Calvados.
78.72	—	l'Eure.
87.36	—	la Seine-Inférieure.
90.50	—	la Loire-Inférieure.

S'il fallait donner une preuve décisive de l'influence de l'allaitement maternel sur la vitalité des enfants du premier âge, je pourrais invoquer ce qu'on observe de temps immémorial aux portes mêmes de Paris, dans le village de Montmorency, où les mères allaitent toutes leurs enfants.

D'après le Père Cotte, curé de Montmorency, et correspondant de l'Institut, pendant les 35 années comprises entre 1760 et 1795, avant le bienfait de la vaccine, la mortalité des jeunes enfants n'était que de 10,9 p. 180 dans cette commune; de 1859 à 1868 elle a été de 10.1 p. 100.

Mais même pour Amiens, grâce aux renseignements qui m'ont été fournis par M. Dupont, nous pouvons juger de la différence qui existe entre l'allaitement mercenaire et l'allaitement maternel, alors même que ce dernier se pratique dans de mauvaises conditions.

Sur 537 enfants de 1 jour à 1 an placés à la campagne de 1864 à 1873 par l'administration des Enfants assistés, il en est mort 184, ce qui donne une mortalité de 34,28 p. 100; sur 1821 enfants du même âge, appartenant pour la plupart à des filles-mères, et se trouvant par suite dans de très-mauvaises conditions hygiéniqnes, mais allaités par leurs mères qui ne reçoivent qu'à cette condition les secours temporaires de l'Administration, il n'en est mort que 332 : mortalité 18,23 p. 100.

Il en est de même dans la Haute-Loire où la mortalité des enfants naturels, nourris au sein maternel, tombe à 16 p. 100, tandis qu'elle est de 26 p. 100 pour ceux qui ne sont pas allaités par leurs mères.

En présence de pareils résultats, est-ce une utopie que de réclamer l'allaitement maternel obligatoire, quand il peut s'effectuer sans danger pour la mère et pour l'enfant? Le salut du pays n'est-il pas la loi suprême? *Salus populi suprema lex*. Et ne serait-il pas temps d'inscrire dans notre code ce *droit de l'enfant à sa mère*, comme l'a si heureusement qualifié le docteur Roussel (1)?

Ces résultats, du reste, n'ont absolument rien d'étonnant pour qui connaît les nourrices de la campagne et leurs manières de procéder. Ce sont pour la plupart (il y a de belles exceptions, je m'empresse de le reconnaître, mais je prétends qu'elles sont rares), ce sont, dis-je, pour la plupart des villageoises incultes, âpres au gain, imbues de préjugés, qui échappent le plus souvent à une inspection médicale sérieuse, et qui ne voient dans le nourrisson qu'une matière à exploiter. Souvent d'une condition misérable, elles habitent des logements insalubres et mal aérés, sont obligées pour vivre de se livrer à un travail forcé, de suer « en quelque sorte, selon l'expression du docteur Monot, leur lait par tous les pores, » et n'ont à donner à leur élève qu'une nourriture appauvrie et des soins trop discrets.

La moins sujette à caution sans contredit est celle qui a perdu son enfant et qui réserve tout son lait pour celui qu'on lui confie. Mais à part les cas trop rares où elle est et se sent surveillée, que n'a-t-on pas à craindre de son incurie, de son défaut de soins et souvent de ses préjugés?

Peut-on croire que c'est au moyen d'un salaire, quelqu'élevé qu'il soit, que l'on développera dans le cœur de cette étrangère ces sentiments de douceur, de patience, d'abnégation et de constante sollicitude qui sont nécessaires à une mère elle-même pour son propre enfant?

Et lorsque, comme il arrive aux parents peu aisés, et incapables de payer à la nourrice une assez forte rétribution, cette femme conserve avec elle son dernier-né, quoique l'on fasse, l'amour maternel l'emporte, et l'enfant de l'étrangère est sacrifié à l'enfant de la villageoise. Pourrait-il en être

(1) Exposé des motifs du projet de loi du docteur Théophile Roussel.

autrement? Et comment pouvez-vous penser, pauvres mères, qu'une mère comme vous, qui après tout a un cœur comme le vôtre, puisse rester insensible aux souffrances et au dépérissement de son propre enfant, qu'elle nourrira de lait d'animaux, tandis que le vôtre s'engraissera aux dépens de son sein? N'est-ce pas là qu'est véritablement l'utopie?

En voulez-vous une preuve? Jetez les yeux sur le tableau suivant (1) qui met en regard dans les dix départements qui reçoivent le plus de nourrissons de Paris, la mortalité des enfants du pays et celles des petits Parisiens.

TABLEAU N° 11.

	Mortalité des enfants du pays de 1 jour à 1 an.		Mortalité des nourrissons de Paris de 1 jour à 1 an.	
Seine-et-Marne...	19.05	p. 100.	76.81	p. 100.
Aisne...........	21.82	—	62.87	—
Orne............	16.62	—	60.96	—
Eure-et-Loire....	18.44	—	59.13	—
Yonne..........	17.07	—	57.73	—
Somme..........	22.58	—	57.14	—
Sarthe..........	30.27	—	56.45	—
Loir-et-Cher.....	18.90	—	44.28	—
Loiret...........	20.68	—	42.84	—
Nièvre..........	17.47	—	30.40	—

Il arrive encore que les nourrices, et ce fait est excessivement fréquent, se servent du biberon à l'insu des parents, soit pour suppléer à l'absence ou à l'insuffisance de leur lait, soit pour se donner la facilité de prendre à la fois plusieurs nourrissons; d'autres fois elles sèvrent prématurément l'enfant sans prévenir la famille; elles le bourrent d'aliments indigestes; pour l'amuser, tromper sa faim, calmer ses cris, elles lui mettent dans la bouche cette chose affreuse qu'on appelle une *sucette*, et quelquefois impatientées elles lui donnent des breuvages narcotiques pour l'endormir et le faire taire.

Parfois même, sans qu'on en sache rien, elles font un

(1) Extrait de l'exposé des motifs du projet de loi de M. Théophile Roussel

échange qui leur permet de prendre un nourrisson plus lucratif.

Peut-on s'étonner de tout cela? Si ces femmes consentent à sevrer prématurément leur enfant au profit du vôtre, ce sont des mères sans entrailles; si elles acceptent votre nourrisson en vous leurrant de la vaine promesse que tout leur lait lui sera consacré, ce sont des coquines; quelle garantie nous reste-t-il donc de leur moralité?

Faut-il s'étonner après cela que dans les pays à nourrices on entende si souvent retentir le glas funèbre pour les nourrissons des villes, et si dans chaque lettre de la nourrice la mère est exposé à trouver un certificat de décès au lieu du tableau riant de la santé de son bien-aimé?

Un certain nombre des inconvénients de l'allaitement mercenaire à la campagne peuvent être palliés par une surveillance attentive et rigoureuse. Le docteur Monot a relevé, à l'appui de cette opinion, des chiffres éloquents dans la contrée où il exerce (1).

Il a vu que les nourrissons de Paris, dont les meneuses et les nourrices font le trafic avec les bureaux particuliers, et qui ne sont soumis à aucune surveillance, donnent une mortalité de 71 p. 100.

Ceux qui sont soumis à la surveillance trimestrielle des inspecteurs de l'Assistance publique (enfants assistés), offrent une mortalité déjà beaucoup moindre : 26 p. 100.

Enfin, lorsque la surveillance est active et incessante, comme celle qui est exercée par les médecins inspecteurs et les Comités de patronage de la Société protectrice de l'enfance, on tombe au chiffre de 12 p. 100.

En 1872, la mortalité générale des enfants surveillés dans les divers départements où la Société protectrice de l'enfance de Paris a étendu ses ramifications ne s'est même élevée qu'à 10 p. 100.

(1) Loc. cit.

Le docteur Roussel a compris que les enfants exilés du foyer de la famille doivent trouver dans la loi aide et protection contre les dangers de l'industrie nourricière ; et si le projet définitif présenté par la Commission est adopté, un grand coup sera porté à ce commerce indigne qui trafique de la vie des nourrissons avec aussi peu de sans-gêne que de celle des animaux.

Mais pour que la surveillance soit effective et salutaire, il ne suffit pas qu'elle soit exercée dans des conditions déterminées par des personnes plus ou moins dévouées à l'enfance, il faut encore sévir par une pénalité sévère contre les nourrices négligentes. Et je regrette de n'avoir trouvé de sanction pénale ni dans le projet de loi de la Commission, ni dans le projet de réglement de M. le baron de Beauverger, rapporteur de la première Commission instituée en vertu d'un décret du 16 mars 1869. J'aurai l'occasion de démontrer plus loin la nécessité de mesures répressives contre l'incurie de certaines nourrices ou nourricières ; il est des cas où cette incurie prend les proportions d'un crime, et doit être réprimée à l'égal du crime ; c'est du reste un des meilleurs moyens d'en prévenir les effets.

Il resterait à la charité privée à venir en aide à la loi, qu'il n'est souvent que trop facile d'éluder ; et certainement la *moralisation* de l'industrie nourricière par les Sociétés protectrices de l'enfance contribuerait autant à la disparition du fléau que la *réglementation administrative*. L'État ne peut parer à tout, et quelque précaution qu'il prenne, il restera toujours un vaste champ à l'initiative privée.

Les dangers de l'allaitement artificiel (au biberon ou au petit pot) qui tend malheureusement à se généraliser dans notre pays, non-seulement à Amiens, mais même dans les campagnes, sont encore plus grands que ceux de l'allaitement mercenaire dont je viens de parler.

Sur 64 enfants élevés au biberon à Paris et observés

par le docteur Créquy (1), 33 sont morts, soit 51 p. 100.

Le docteur Monot nous apprend qu'à Montsauche, sur 1210 enfants apportés de Paris, dans l'espace de 12 ans, et nourris pour la plupart artificiellement, 848 sont morts pendant la première année de leur existence, soit 71 p. 100, et sur ce chiffre 322 ou 27 p. 100 dans le premier mois.

Le docteur Denis Dumont, de Caen, a constaté des résultats analogues pour les jeunes enfants de Normandie, où pourtant la richesse du lait de vache est proverbiale : ce qui explique du reste la faveur dont jouit en ce pays la nourriture au petit pot.

La mortalité des enfants de 1 jour à 1 an s'élève :

Pour les enfants nourris au sein à.......	10.89 p. 100
Pour les enfants nourris au petit pot.....	30.77 p. 100

En Bavière, où l'allaitement artificiel est la règle, la mortalité des nouveau-nés pendant la première année est de 30 p. 100.

La plupart des enfants élevés à ce régime meurent de diarrhée et d'entérite ; on peut voir par les chiffres suivants recueillis par le docteur Beaugrand (2) dans le 10e arrondissement de Paris, quelle est l'influence de ce genre d'allaitement sur la production et la gravité de ces maladies : sur 1,279 enfants qui en sont morts, de 1860 à 1867, il s'est produit :

498 décès pour ceux allaités par leur mère.....	38.93 p. 100
699 décès pour ceux allaités artificiellement....	54.65 p. 100
82 décès pour sevrage prématuré............	6.4 p. 100

Ce médecin a noté de plus, que la charge de l'allaitement artificiel porte presqu'en entier sur le premier mois de la vie où il détermine deux fois plus de décès que l'allaitement maternel.

Pour donner une dernière idée de la valeur comparée des

(1) Loc. cit.

(2) Tous les documents statistiques dont je n'indique pas la source, ont été puisés dans les Bulletins de l'*Académie de médecine* ou dans ceux de la *Société protectrice de l'Enfance*, de Paris.

différents modes d'allaitement que je viens de passer en revue, je consignerai encore les recherches faites par le docteur Créquy pendant le siége de Paris, c'est-à-dire dans des circonstances tout-à-fait exceptionnelles.

Sur 103 enfants des quartiers de la Chapelle et de la Goutte-d'Or, observés pendant le siége jusqu'à trois mois au minimum :

96 nourris au sein ont fourni 15 morts..........	15.62 p. 100
84 élevés par leurs mères, 12 morts............	14.28 p. 100
12 élevés par des nourrices mercenaires, 3 morts.	25 p. 100
7 élevés au biberon, 6 morts................	85.55 p. 100

Les inconvénients de l'allaitement artificiel dépendent principalement de trois ordres de causes : de la qualité du lait auquel on a recours, de la préparation qu'on doit lui faire subir pour l'approprier aux organes digestifs de l'enfant, des vices de l'appareil que l'on emploie.

(*a*) *Inconvénients dûs à la qualité du lait.*

Le lait qu'on emploie pour l'allaitement artificiel est en général du lait de vache, qui est celui qu'on se procure le plus facilement.

Sans parler des falsifications auxquelles il est quelquefois soumis et dont la moindre et la plus commune consiste dans l'addition d'une certaine quantité d'eau, sa composition, variable selon les individus et le régime alimentaire, est loin d'être identique à celle du lait que la nature destine à l'enfant; on peut en juger d'après le tableau suivant : (1)

TABLEAU N° 12.

Examen comparatif des principaux éléments qui entrent dans la composition du lait de femme et du lait de vache, pour 1,000 gr.

NOMS DES ÉLÉMENTS.	FEMME.	VACHE.
Eau........................	878 gr. 73	878 gr. 73
Beurre.....................	25 »	35 »
Sucre de lait..............	46 »	52 50
Caséine....................	28 80	48 60
Chlorure de potassium	» 70	1 30
Phosphate de chaux..........	2 50	1 80

(1) Les éléments de ce tableau ont été empruntés à l'article *Lait* de mon maître le professeur P. Coulier, du Val-de-Grâce, dans le tome I, première partie, de la deuxième série du *Dictionnaire encyclopédique des Sciences médicales*. Paris 1868.

(*b*) *Inconvénients dûs à la préparation du lait.*

Le lait de vache étant plus riche que le lait de femme, il est nécessaire d'en atténuer les qualités nutritives. On y arrive en le coupant avec des liquides divers : décoctions d'orge, de gruau ou de riz, eau pannée, etc., c'est-à-dire des produits qui s'altèrent facilement, surtout pendant l'été.

Le mélange est trop souvent fait sans soin et dans des proportions irrégulières. Et quand bien même on prendrait la peine d'obtenir un mélange chimiquement semblable au lait de femme, on n'arriverait encore qu'à une imitation imparfaite, parce qu'on ne peut pas modifier l'essence même, très-probablement diverse, des éléments nutritifs analogues contenus dans chacun de ces deux laits.

On est souvent forcé de faire bouillir, afin de pouvoir le conserver, le lait dont on se sert pour les nouveau-nés ; et l'ébullition n'est pas sans action défavorable sur sa composition, ainsi que le prouvent la pellicule solide qui se forme à sa surface, et le dépôt qui tapisse le fond du vase.

Le biberon est placé dans la voiture ou le lit de l'enfant, afin qu'il puisse lui être présenté au moindre cri ; d'où des ballottements perpétuels et des variations incessantes de température qui concourent à la viciation du liquide.

On voit par ce qui précède que les diverses manipulations que l'on doit faire subir au lait de vache destiné à l'allaitement artificiel nécessitent un grand nombre de précautions auxquelles on ne s'astreint pas assez. Il faut, pour suppléer la nature dans cette opération, toute l'attention d'une mère intelligente et dévouée.

Je ne nie pas qu'on ne rencontre par ci par là des femmes qui ont acquis une grande expérience dans l'élevage des enfants, et qui, sans la moindre notion de chimie organique, savent tirer un excellent parti de l'allaitement artificiel ; je suis au contraire convaincu, d'après mon observation personnelle, qu'on peut, avec de *très-grands soins*, arriver à de bons résultats dans notre pays par ce mode d'alimentation ;

mais ce que je ne saurais admettre, c'est qu'il y ait *beaucoup* de nourrices chez lesquelles on puisse trouver et l'expérience et le dévouement nécessaires pour atteindre un but aussi difficile.

(c) *Inconvénients dûs à l'appareil employé.*

Il n'est rien de si écœurant que de voir et surtout que de sentir la plupart des biberons en usage à Amiens. Ce sont en général des systèmes à tube plongeur auquel est adapté un tube en caoutchouc, qui vient se rendre à un mamelon également en caoutchouc ou en ivoire : c'est un appareil détestable. Quand on le débouche, il s'en échappe une odeur de lait aigri véritablement repoussante. Souvent cela tient à l'insigne malpropreté des mères ou des nourrices qui ne se donnent pas la peine de nettoyer convenablement le biberon, aussi fréquemment que cela est nécessaire; mais quoi que l'on fasse, il reste toujours dans le tube en verre, dans le tube en caoutchouc et dans le bout du biberon une certaine quantité de lait dont on ne peut les débarrasser par les lavages les plus minutieux : ce lait s'acidifie et communique à tout le liquide contenu dans le biberon, des propriétés laxatives et irritantes excessivement dangereuses.

A toutes les causes de mortalité que je viens d'énumérer, il faut encore ajouter l'usage trop répandu de l'*alimentation prématurée*, qui vient adjoindre ses dangers à ceux de l'allaitement artificiel, ou entraver l'œuvre salutaire de l'allaitement maternel.

C'est surtout dans le peuple qu'existent à ce sujet les plus funestes préjugés; j'ai vu gorger de bouillie des enfants de huit jours; aux yeux de beaucoup de parents il faut qu'à l'âge de deux mois le pauvre petit estomac du nouveau-né puisse supporter une alimentation à laquelle il n'est pas préparé : bouillie, panades, potages gras et une foule d'aliments indigestes, que des inventeurs, avides d'une malsaine réputation, osent présenter comme préférables au lait, et même, chose exorbitante, au lait de femme!

Il me paraît d'autant plus nécessaire d'insister sur ce point qu'un certain nombre de ces produits sont offerts au public sous le couvert de noms qui font autorité dans la science : je veux parler surtout du *lait artificiel de Liebig* et de la *farine d'avoine d'Ecosse.*

Il y a plusieurs années déjà un homme d'une loyauté scientifique à l'abri de tout soupçon, M. le professeur Depaul, de Paris, essaya le lait Liebig dans son service d'accouchement à l'hôpital des Cliniques; cet essai a été suivi de résultats désastreux, et je doute fort que l'honorable professeur l'ait renouvelé.

Pour quelques enfants vigoureux qui peuvent résister aux accidents que détermine l'alimentation prématurée, pour quelques-uns même auxquels elle est exceptionnellement favorable, combien n'en est-il pas qui leur doivent une mort précoce ?

Mais la routine est plus forte que le médecin, et quand nous nous permettons quelques observations à ces matrones qui jugent de la vigueur d'un enfant par son gros ventre et sa capacité crapuleuse, elle nous répondent avec suffisance : « J'ai élevé mes enfants de cette manière (il leur en reste toujours sur le nombre qui échappent) et je sais aussi bien que vous ce qui leur convient. »

Et lorsque l'enfant, sous l'influence de ce mauvais régime, est pris de vomissements et de diarrhée, on le gorge davantage sous prétexte de lui donner des forces; pour raffermir son estomac, on lui fait ingurgiter du vin sucré ou d'autres liquides excitants, et ce n'est qu'après avoir épuisé toute la série des recettes des commères qu'on appelle le médecin, quand on l'appelle, auprès du pauvre petit agonisant.

Tel est le tableau des méthodes vicieuses auxquelles sont exposés la plupart des nouveau-nés, quand ils ne sont pas allaités par leurs mères.

Alimentation artificielle défectueuse, alimentation prématurée au moyen de substances non appropriées aux organes digestifs de l'enfant, et, pour le dire en passant, *emploi trop fréquent de remèdes populaires* (purgatifs, médecine Leroy, etc...), *destinés à combattre la bile ou les vers*, telles sont les causes principales de la mortalité dûe aux maladies qu'il me reste à signaler.

Assurément, c'est surtout sur les enfants élevés loin de la surveillance de la famille, et dans les pays où fleurit l'industrie nourricière qu'elles sévissent avec le plus d'intensité. Mais ce serait tomber dans l'erreur et l'exagération que de vouloir les réduire avec quelques médecins (1) à un terme unique : *abus de l'industrie* ou plutôt de l'*exploitation nourricière*.

Mes recherches me donnent le droit d'accuser à Amiens la famille, comme d'autres ont ailleurs, avec juste raison, accusé la nourrice ; à part les calculs de spéculation malhonnête et de cupidité qu'on ne peut reprocher qu'à cette dernière, je trouve des deux côtés le même fond d'incurie, d'entêtement stupide, d'aveugle routine et d'inénarrable ignorance !

S'il en était autrement, verrions-nous 27 p. 100 des nouveau-nés élevés sous les yeux ou par les soins de la famille succomber avant l'âge de 1 an ?

Tout ne sera donc pas dit quand une loi, que nous devons tous désirer voir mise à l'ordre du jour des travaux de l'Assemblée nationale immédiatement après la rentrée, aura défini et réglé les conditions de surveillance à laquelle ont droit les nourrissons envoyés à la campagne ; le point important dans une ville comme la nôtre est de combattre le fléau de l'allaitement artificiel et tout ce qui s'y rattache, en développant le sentiment des devoirs qui incombent à la maternité, en favorisant les efforts des mères nécessiteuses qui voudraient allaiter elles-mêmes leurs enfants, et si l'on ne peut espérer détrôner du premier coup un usage aussi invétéré, en atténuant du moins ses funestes effets par des conseils et une direction éclairés.

Les maladies qui se développent sous l'influence des condi-

(1) Docteur Linas, *Gazette hebdomadaire de Médecine*, 1866.

tions hygiéniques dont je viens d'esquisser le tableau, sont, avec la part de mortalité qui leur incombe, les suivantes :

Muguet	122
Gastro-entérite, entérite, entérite-dyssentériforme, entéro-colite	1776
Constipation	1
Choléra infantile	652
Carreau	76
Péritonite aiguë et chronique	10
Rachitisme	26

Le *muguet* est une affection très-commune ; il se montre chez des enfants en apparence bien portants ; mais ce qui prouve combien il choisit le terrain favorable à sa production, c'est que même dans ces cas il s'attaque rarement aux enfants des riches, à moins qu'ils ne soient sous le coup de ce que j'ai appelé la faiblesse congénitale ; il frappe surtout les enfants pauvres, débilités par une mauvaise alimentation, mal soignés, mal entretenus, élevés dans des logements privés d'air ou dans des salles d'hôpital.

Le muguet emprunte toute sa gravité à l'état général qu'il indique chez l'enfant ; les décès attribués sur les certificats à cette affection reconnaissent pour causes les maladies diverses dont il n'est qu'une complication, et surtout les inflammations de l'intestin.

Les maladies que nous désignons sous les noms de *Gastro-entérite* (inflammation de l'estomac et de l'intestin), *Entérite, entéro-colite, entérite dyssentériforme* (inflammation de l'intestin grêle et du gros intestin), présentent comme symptômes ordinaires des vomissements, des coliques, la diarrhée sous toutes ses formes, la fièvre et le dépérissement général.

De tous ces symptômes, le plus fréquent est la diarrhée.

On pourrait écrire un volume sur les préjugés qui courent de par le monde au sujet de la diarrhée, et les pratiques bizarres qui en sont la conséquence, surtout dans les classes peu éclairées. Le plus funeste, sans contredit, est celui qui consiste à croire qu'elle ne doit pas être arrêtée, sous prétexte qu'elle est liée à l'évolution dentaire, qu'elle en est inséparable, et qu'elle favorise le travail de la nature. Sans doute la diarrhée n'indique pas toujours une inflammation de la muqueuse intestinale; elle se borne souvent à une simple surabondance des liquides sécrétés par l'intestin et à un léger trouble fonctionnel; c'est ainsi qu'on voit des enfants pris de diarrhée après un léger refroidissement, ou une émotion morale de leurs mères ou de leurs nourrices, etc...; elle dure alors un ou deux jours et tout rentre dans l'ordre, soit spontanément, soit sous l'influence de quelques légers remèdes.

Mais il n'en est pas toujours ainsi, et il arrive bien souvent qu'une diarrhée négligée et qu'il eût été facile d'arrêter au début, entraîne à sa suite des lésions très-graves de l'intestin, et même la mort de l'enfant.

Que les parents sachent donc qu'il n'appartient qu'au médecin de décider quelles sont les diarrhées qu'on peut, sans inconvénient, tolérer pendant quelques jours, celles qu'on guérit simplement par quelque modification du régime, celles enfin qu'on doit traiter par les médicaments.

C'est assez dire combien sont peu avisées les personnes qui (comme cela se pratique souvent dans le peuple) se bornent à aller demander aux pharmaciens quelque potion pour leur enfant atteint d'une diarrhée dont la guérison se fait attendre, et combien ces derniers peuvent être coupables en obtempérant à des demandes aussi imprudentes. L'effroyable mortalité causée par la diarrhée inflammatoire en dit plus sur ce sujet que je ne saurais le faire.

Il est une forme d'entérite qui, en raison de sa marche rapide, de l'amaigrissement qui frappe les enfants en quelques jours, des selles fréquentes et séreuses et des vomissements qui l'accompagnent, a reçu le nom de *choléra infantile*. J'en ai noté 652 cas, mais il convient de retrancher de ce chiffre 201 cas, que je suppose dûs à l'épidémie cholérique de 1866.

Il resterait ainsi pour dix ans un total de 451 cas de choléra infantile.

Ce chiffre déjà respectable n'est pas suffisant ; car le choléra infantile constitue une variété artificielle dans laquelle on doit faire rentrer bon nombre des cas aigüs de l'entérite. Ces deux maladies sont de même nature et reconnaissent absolument les mêmes causes.

Triste et fâcheux effet de l'indifférence coupable qui caractérise notre siècle d'égoïsme ! Le choléra d'*alimentation* (qu'on me permette cette expression qui rend ma pensée) décime les enfants du peuple ; nous en connaissons les causes, nous pourrions les prévenir par des moyens appropriés et faire disparaître ce mal redoutable, et nous passons indifférents ! A l'heure où j'écris ces lignes, l'état-civil de la veille (17 août 1874) présente, sur 11 décès, 10 décès de jeunes enfants : on se borne à dire : « *Ce sont des malheureux de moins !* » et on s'endort béatement dans une fataliste incurie. Ah ! je voudrais bien savoir si nous garderions le même calme et la même insouciance dans le cas où la mort viendrait chaque année opérer une coupe réglée dans la cité avec le choléra asiatique.

On sait ce qui se passe à chacune des lugubres apparitions du choléra morbus ; on écoute alors la voix de l'hygiène : et si l'on pouvait prévenir ou arrêter le mal aussi facilement que cela serait possible pour le choléra des petits enfants, ce serait bientôt fait : rien ne coûterait pour cela, et le pauvre lui-même trouverait, s'il le fallait, à donner son obole.

C'est qu'alors l'intérêt personnel est en jeu ! c'est que chacun tremble de payer en sa personne le tribut au monstre dévorant ! Mais vous autres, pauvres petits, vous mourez sans jeter l'alarme, et l'on ne s'inquiète pas de votre mal. Votre choléra respecte les autres âges et pour cela on vous laisse périr ! Est-ce assez poignant ? Et qui oserait me taxer d'exagération ?

Il est deux autres maladies à la production desquelles

l'alimentation contribue pour une grande part : ce sont le *carreau* (affections de l'intestin et des ganglions du mésentère qui donne lieu à l'intumescence du ventre), et le *rachitisme* (maladie caractérisée surtout par des déformations du système osseux).

Voici les chiffres que j'ai recueillis :

Carreau et péritonite chronique......	86
Rachitisme........................	26

Ces deux affections peuvent être facilement confondues au premier âge en raison des symptômes qui leur sont communs : mais peu importe que les proportions indiquées soient ou non scientifiquement exactes ; le principal pour les parents est de savoir que l'une et l'autre s'attaquent aux enfants que la diarrhée n'a pu faire périr, et sont, comme elle, dûes surtout à un défaut de nutrition, à des repas indigestes, trop copieux ou trop multipliés, surtout quand ces conditions anti-hygiéniques sont dominées par l'influence héréditaire.

III. — *Mortalité dûe aux maladies qui se développent principalement sous l'influence du froid.*

L'inflammation de la muqueuse des voix aériennes, limitée aux fosses nasales, et qu'on désigne sous le nom de *coryza* (rhume de cerveau), suffit quelquefois à amener la mort des enfants.

Toutes les mères savent combien la succion du sein est rendue difficile à l'enfant par un léger enchiffrènement, et la présence d'un peu de mucus dans les fosses nasales. Dans les cas graves (ils se présentent d'ordinaire dans les premières semaines qui suivent la naissance), la muqueuse est tellement gonflée qu'elle empêche le passage de l'air par le nez ; il devient impossible à l'enfant de têter ; il s'agite inutilement, et revient vingt fois au sein maternel que vingt fois il est obligé d'abandonner ; on le voit alors s'étioler et dépérir, et il finit quelquefois par mourir des suites de la fatigue que déterminent ses vains efforts, et de l'inanition produite par le défaut d'alimentation.

C'est un cas heureusement très-rare; les plus fréquents sont ceux où l'inflammation se développe dans la muqueuse des bronches (*Bronchite*), souvent se propage jusqu'à leurs dernières ramifications, et envahit le parenchyme du poumon (*Catarrhe suffocant*, *Pneumonie* et *Broncho-pneumonie*). Dans des circonstances exceptionnelles, c'est à l'inflammation de la séreuse qui tapisse les poumons et les parois de la poitrine (*Pleurésie*) qu'est due la mort du nouveau-né.

Je dois encore signaler comme causée par l'influence du froid une singulière maladie, caractérisée par l'endurcissement et le refroidissement de la peau et du tissu cellulaire sous-cutané, c'est le *Sclérème*. J'ai noté 12 cas de décès par cette cause.

J'ai tout lieu de croire que ce chiffre est au-dessous de la réalité, et que la plupart des cas d'*anasarque* (1) (hydropisie générale) que j'ai relevés 15 fois sur les certificats de décès pour le premier âge appartiennent à la variété de sclérème qui s'accompagne d'hydropisie du tissu cellulaire sous-cutané, et que nous appelons *sclérème œdémateux*.

Le sclérème, ai-je dit, reconnaît pour cause l'action du froid : le tableau suivant en est une preuve.

TABLEAU N° 13.

Proportion suivant les mois des décès dûs au sclérème,

Mois	Décès	Mois	Décès
Janvier	2	Juillet	2
Février	5	Août	»
Mars	5	Septembre	1
Avril	»	Octobre	2
Mai	»	Novembre	3
Jnin	2	Décembre	5
			27

Les enfants qui succombent au sclérème meurent pour la

(1) L'anasarque, en général consécutif chez le jeune enfant à une fièvre éruptive, est lui-même d'ordinaire dû à un refroidissement.

plupart pendant les mois de janvier, février, mars, octobre, novembre et décembre, c'est-à-dire les mois les plus froids de l'année.

Les décès signalés pendant l'été représentent probablement la part du sclérème dû exclusivement à une autre cause, celui que j'appellerai *sclérème cachectique ou d'inanition ;* car à l'action du froid, et le plus souvent se combinant avec elle, il faut adjoindre celle d'une mauvaise alimentation. Cela est si vrai que cette maladie est presque inconnue dans les classes aisées ; elle sévit presque exclusivement chez les enfants pauvres et mal nourris, et dans les hospices; les cas que j'ai notés appartiennent tous à des familles d'ouvriers ou d'indigents.

Les maladies dues au froid frappent les enfants en toute saison de l'année, parce qu'en toute saison ils sont exposés, non pas toujours à un froid rigoureux, mais surtout aux variations brusques de la température. Il faut si peu de temps pour déterminer chez l'enfant une prompte et fatale concentration, et il n'est pas nécessaire pour cela d'un froid bien intense ! Si l'on se rappelle combien les adultes eux-mêmes sont sensibles à l'abaissement de température qui se produit souvent dans nos climats à la suite des chaleurs torrides de certains jours d'été, on comprendra l'influence fâcheuse que doivent ressentir les jeunes enfants de pareilles variations, même pendant la saison chaude.

Néanmoins les affections inflammatoires des organes de la respiration sont beaucoup moins à craindre pendant l'été que pendant l'hiver.

Les mois où elles déterminent la plus grande mortalité sont, pour ce qui concerne Amiens, et en les classant suivant la fréquence des décès :

1 Mars.
2 Février.
3 Janvier.
4 Décembre.
5 Avril.

Ceux au contraire où les maladies de *froidure*, comme on

aurait dit autrefois, font le moins de ravages dans le premier âge, sont par ordre de bénignité.

1 Septembre.
2 Novembre.
3 Août.
4 Octobre.
5 Juin.
6 Juillet.
7 Mai.

Si les mois d'autonne, septembre, octobre et novembre exposent moins les jeunes enfants à périr d'inflammations de poitrine que ceux du printemps et même que les mois les plus chauds de l'année, cela tient sans doute à ce que lors de la réapparition des froids on prend de plus grandes précautions pour en garantir les enfants, et qu'on évite avec plus de soin, à cette époque de l'année, les variations de température normales ou accidentelles.

Eu égard à l'âge des enfants, les décès dûs au froid se montrent dans les proportions suivantes :

Pour le 1er mois	18.96 p. 100
Du 2e au 6e mois	27.45 p. 100
C'est-à-dire	5.49 p. 100 par mois.
Du 6e au 12e mois	23.52 p. 100
C'est-à-dire	3.92 p. 100 par mois.
De 1 à 2 ans	30.71 p. 100
C'est-à-dire	2.56 p. 100 par mois.

Ainsi c'est dans le premier mois de la vie que le froid fait périr le plus grand nombre d'enfants, le 1/5 de ceux qu'il doit tuer dans leurs deux premières années ; puis, comme me l'ont démontré mes relevés, brusquement la proportion tombe, pour décroître d'une manière progressive jusqu'à l'âge de 2 ans.

Il y a longtemps que la physiologie comparée a cherché à déterminer l'influence des âges sur la résistance au froid ; et des consciencieuses expériences de Williams Edwards (1), des observations de Despretz (2), H. Roger (3) et Lépine (4),

(1) *Influence des agents physiques*, etc., p. 235.
(2) *Annales de Physique et de Chimie*, 1824, t. XXVI.
(3) *De la Température chez les Enfants*, Paris 1844.
(4) *Gazette médicale de Paris* 1870, p. 368.

on peut conclure avec Gavarret (1), que « toutes choses « égales d'ailleurs, la température des enfants est d'autant « plus influencée par celle du milieu ambiant, et leur puis- « sance de calorification est d'autant plus faible, qu'on les « observe à une époque plus rapprochée de leur naissance. »

Mais les résultats de mes recherches statistiques prouvent beaucoup mieux, ce me semble, que toutes les expériences qu'on pourrait faire sur les jeunes animaux, que toutes les observations qui ont pour sujet l'enfant sain, quel degré de résistance l'âge permet au nouveau-né d'opposer à l'abaissement ou aux variations de la température extérieure, d'où l'on peut inférer à partir de quelle époque naît et grandit chez lui la faculté d'entretenir une température propre, capable de réparer la perte de calorique rayonnant qui lui est soustrait par le milieu ambiant.

Les principales causes qui exposent les enfants à mourir par suite du refroidissement, sont :

(*a*) Leur sortie prématurée.

(*b*) Le manque de précaution des mères, des nourrices et des gardes.

(*a*) *Sortie prématurée des nouveau-nés.*

C'est une erreur de croire qu'on peut sans danger faire sortir les enfants dès les premiers jours de leur naissance, même dans la saison froide.

La loi renferme un article, art. 55 du Code civil, dont la mauvaise interprétation a coûté la vie à nombre d'enfants.

« Les déclarations de naissance, est-il écrit, seront faites dans les trois jours à l'officier de l'état-civil du lieu ; l'enfant lui sera présenté. »

Pour exécuter les prescriptions de la loi, on transportait les enfants à la Mairie dans la plupart des communes, quelles que fûssent les rigueurs de la saison.

Cette absurde pratique, qui n'est pas inscrite dans la loi, puis qu'aucune disposition ne fixe le *lieu* où la présentation

(1) *De la Chaleur produite par les êtres vivants*, Paris 1855, p. 325.

de l'enfant doit être faite, avait soulevé bien des réclamations; c'est le docteur Loir qui en a le mieux démontré les inconvénients. A la suite d'une pétition adressée au Sénat le 24 mai 1867, et à M. le Préfet de la Seine le 9 décembre suivant, par la Société Protectrice de l'Enfance de Paris, à la suite aussi des démarches faites en janvier 1868 par l'Académie de Médecine auprès du Ministre de l'Intérieur, le préfet de la Seine prenait un arrêté en vertu du quel, à dater du 1er janvier 1869, les constatations de naissance seraient faites à domicile par un médecin délégué dans ce but.

Une circulaire de M. Chevandier de Valdrôme, alors Ministre de l'Intérieur, à la date du 9 avril 1870, invitait les Préfets de tous les départements à suivre cet exemple.

Je dois dire bien haut, à la louange de la Municipalité d'Amiens, qu'elle n'avait pas attendu si longtemps pour prendre l'initiative de cette mesure, et que de temps immémorial on dispense ici les familles de transporter les enfants à la Mairie.

Pour donner une idée des dangers inhérents à un pareil usage, je citerai, d'après le docteur Vacher (1), les résultats constatés à Bruxelles avant et après 1847, époque à laquelle fut établi dans cette ville un service général de constatation des naissances à domicile.

De 1842 à 1847, la mortalité des enfants de la naissance à 1 an, était de 103 pour 1,000 décès de tout âge; de 1847 à 1851, elle est tombée à 85 p. 1,000; de 1862 à 1866, malgré l'épidémie cholérique de 1866 qui a surtout sévi sur le bas âge, elle est descendue à 53 p. 1,000.

Le transport à l'Église des enfants catholiques, à qui l'on doit conférer le baptême, peut être aussi dangereux dans la saison froide que le transport à la Mairie, en raison de la température ordinairement très-fraîche des temples catholiques, de la nécessité de découvrir la partie supérieure de la poitrine et du dos de l'enfant, de la durée de la cérémonie,

(1) *Gazette médicale de Paris*, 1870, p. 110.

et des ablutions qui se pratiquent sur la tête du nouveau-né. Ces effets ne sont qu'en partie atténués par la bonne habitude de tiédir l'eau qui doit servir au baptême. J'indiquerai autre part les mesures qu'il serait possible de prendre pour concilier les exigences de la foi et celles de l'hygiène.

(*b*) *Manque de précautions des mères, des nourrices ou des gardes.*

Je ne fais que signaler l'habitude où l'on était jadis de baigner le nouveau-né à l'eau froide à son arrivée au monde, sous prétexte de le fortifier; c'était une réminiscence de ce qui se faisait chez certains peuples de l'antiquité, où l'on plongeait les enfants dans le fleuve voisin, et un excellent moyen de ne conserver à l'État que de très robustes citoyens. Je ne sache pas que cette coutume existe à Amiens; mais l'on doit surveiller avec soin la température du bain de propreté qu'on donne à l'enfant immédiatement après la naissance.

Comme l'enfant, dans les premiers mois de son existence, ne sait pas traduire par ses cris sa sensibilité au froid, il arrive souvent qu'il se refroidit à l'insu des personnes qui ont la charge de le soigner. Les conditions qui donnent lieu à ces refroissements sont diverses. Tantôt c'est une chambre froide, humide ou mal exposée, et dans laquelle les dispositions vicieuses des cheminées ou des appareils de chauffage ne permettent pas d'entretenir une température suffisamment élevée; ou bien encore c'est dans le berceau que le nouveau-né se refroidit, surtout s'il n'est pas d'une forte constitution, grâce à l'absence de quelques bouteilles d'eau chaude ; ailleurs, au contraire, on le soumet à l'action d'une trop forte chaleur due soit à la température de la chambre, soit à l'amoncellement de lourdes couvertures ou d'édredons ; il périt alors victime d'un refroidissement qu'il gagne à la promenade ou pendant la nuit. D'autres fois c'est le mauvais emplacement choisi pour le berceau, qui se trouve en face de la porte d'entrée de la chambre, et qu'on expose ainsi à des courants d'air froid venant du dehors se briser sur la tête de l'enfant ;

ou bien encore on laisse refroidir le nouveau-né dans ses langes mouillés par l'urine ; parfois enfin, au moment de changer ses couches, surtout la nuit, et de lui donner les soins de propreté qui lui sont si souvent nécessaires, il reste trop longtemps nu, exposé à l'influence de l'atmosphère ; je n'en finirais pas s'il fallait signaler en détail chacune de ces circonstances, qu'il appartient à une mère et à une nourrice attentive d'éviter avec le plus grand soin.

A chaque heure, à chaque minute du jour et de la nuit, le froid peut surprendre le nouveau-né, et lui donner le germe d'une maladie mortelle.

TABLEAU N° 14.

Décès causés par les maladies dûes au froid et dont il vient d'être parlé.

Coryza	2
Bronchite	160
Catarrhes bronchique et pulmonaire	130
Pneumonie et broncho-pneumonie	84
Pleurésie	3
Sclérème	12
Anasarque	15
	406

IV. — *Mortalité dûe aux maladies épidémiques et contagieuses.*

Les maladies épidémiques et contagieuses qui frappent la population infantile d'Amiens sont la *rougeole*, la *variole*, la *scarlatine*, la *fièvre typhoïde*, le *croup* et la *coqueluche*.

Leur léthalité est représentée par le chiffre suivant de décès :

Rougeole	109
Variole	109
Scarlatine	6
Croup, angine couenneuse, diphtérite	167
Coqueluche	87
Fièvre typhoïde	55
Gangrène de la bouche (1)	2
	535

(1) J'ai placé dans ce tableau les deux cas de *stomatite gangréneuse* que j'ai rencontrés dans mes relevés, parce que cette affection est le plus souvent chez l'enfant une complication des fièvres éruptives.

J'ai rangé la *fièvre typhoïde* dans cette classe parce qu'on la voit souvent régner d'une manière épidémique, et que d'autre part je suis absolument convaincu de ses propriétés contagieuses.

Mais, d'un autre côté, je doute que cette maladie fasse autant de ravages parmi les enfants du premier âge que sembleraient l'indiquer les certificats de décès. Ce n'est, je crois, que par erreur qu'elle a pu être indiquée comme cause de mort sur les certificats de 20 enfants de 1 mois à 1 an ; la fièvre typhoïde n'est pas une maladie de cet âge, elle est même très-rare dans la seconde année ; aussi je suis porté à croire que des 35 décès qui restent et qui se répartissent sur les différents mois de la deuxième année, beaucoup doivent être attribués à des maladies particulières à l'enfance, à l'*entérite aiguë* (inflammation des intestins), à la *méningite* (inflammation des enveloppes du cerveau), et surtout à une forme particulière de phthisie à marche rapide, la *phthisie granuleuse aiguë*, dont je n'ai pas trouvé la mention dans les certificats de décès.

La *scarlatine* entre pour une très petite part dans le bilan des maladies contagieuses pour ma période décennale ; mais elle n'est pas toujours aussi bénigne ; sa gravité varie, selon les épidémies, depuis l'innocuité d'une morsure de puce jusqu'au danger de la peste, du choléra, et des varioles les plus confluentes.

La *variole* et la *rougeole* sont beancoup plus communes ; les décès que ces maladies ont causées se répartissent ainsi qu'il suit selon les années et les arrondissements.

TABLEAU N° 15.

Répartition par années des décès causés par la variole.

NOMBRE DE DÉCÈS :			
1864.	2	1869.	1
1865.	4	1870.	35
1866.	7	1871.	36
1867.	12	1872.	1
1868.	11	1873.	»
			109

TABLEAU N° 16.

Répartition par arrondisssment des décès causés par la variole.

1er arrondissement. .	21	4e arrondissement. .	29
2e. arrondissement. .	14	Hôtel-Dieu	1
3e arrondissement. .	24		——
			109

Un coup d'œil jeté sur le tableau n° 15 permet de juger quelles sont les années où les épidémies de variole ont sévi avec le plus d'intensité.

« L'aptitude à recevoir la variole, dit le Dr Bouchut (1), qui s'est tant occupé des maladies de l'enfance, varie avec les âges; assez grande chez le fœtus vivant au sein de sa mère, *rare chez les nouveau-nés*, très-grande dans l'enfance, elle s'affaiblit chez l'adulte et disparaît entièrement chez le vieillard. »

Rare chez les nouveau-nés! Cette assertion du savant professeur me semble contredite par la manière dont se répartissent mes 109 décès eu égard à l'âge des enfants.

TABLEAU N° 17.

Répartition selon l'âge des décès causés par la variole.

9 jours............	1	6 mois.............	7
10 —	2	7 —	2
11 —	1	8 —	4
12 —	1	9 —	7
15 —	2	10 —	5
19 —	1	11 —	2
3 semaines.........	3	1 an...............	4
4 —	4	13 mois............	2
5 —	2	15 —	1
6 —	2	16 —	2
2 mois............	8	17 —	2
2 mois 1/2........	2	18 —	2
3 —	7	19 —	2
3 — 1/2........	1	21 —	2
4 —	4	22 —	6
4 — 1/2........	1	23 —	3
5 —	6	2 ans............	6
5 — 1/2........	1		

(1) *Traité pratique des maladies des nouveaux-nés*, etc. 1867, p. 742.

Sur 109 décès j'en trouve 80 pour la première année et 29 seulement pour la seconde ; et dans les quatre premiers mois de la vie autant que dans le reste de la première année !

Si j'insiste sur ce point, c'est dans le but de faire toucher du doigt le danger des vaccinations tardives, surtout en cas d'épidémies ; d'aussi fâcheux résultats ne se produiraient pas si, comme en Angleterre, la vaccination était obligatoire en France.

TABLEAU N° 18.

Répartition par années des décès dûs à la rougeole.

1864	6	1869	19
1865	»	1870	4
1866	25	1871	8
1867	12	1872	29
1868	»	1873	6

TABLEAU N° 19.

Répartition par arrondissement des décès dûs à la rougeole.

1er arrondissement	45	3e arrondissement	16
2e —	15	4e —	33

La comparaison des tableaux n° 15 et n° 18 dévoile une alternance bien marquée entre les épidémies de variole et celles de rougeole. En 1866, 1869, 1872, nous trouvons beaucoup de décès par la rougeole, peu par la variole ; c'est le contraire en 1870 et 1871.

La scarlatine, la variole et la rougeole sont des affections éminemment contagieuses ; c'est là un fait d'observation journalière, surtout dans les campagnes et parfois dans les salles d'hôpital, où l'importation des maladies est d'ordinaire facile à constater.

J'en dirai autant de la *coqueluche*, qui se transmet en général aux enfants par leur fréquentation avec d'autres enfants qui en sont atteints. Il suffit quelquefois qu'un enfant entre dans une habitation où se trouve un malade affecté de coqueluche pour que lui-même en soit frappé.

C'est une maladie contre laquelle il faut mettre les familles en garde; elles n'en connaissent pas toujours la gravité : or elle entre dans les causes de mortalité pour le chiffre de 86 décès.

Quant au *croup* et à l'*angine couenneuse* (1), ce sont des maladies contagieuses celles qui font périr le plus d'enfants : j'ai noté de leur fait 167 cas de mort.

Elles sont à juste titre la terreur des familles : souvent elles viennent frapper l'enfant au milieu d'une épidémie; parfois aussi elles se montrent sans avertissement, comme si le germe auquel elles doivent naissance sommeillait à nos portes pour éclore au premier moment favorable.

Chaque année la diphtérite fait des victimes; mais ses coups sont irréguliers, ainsi qu'on peut le voir par le tableau suivant :

TABLEAU N° 20.

Répartition par années des décès causés par la diphtérite.

1864.	50	1869.	7
1865.	22	1870.	7
1866.	7	1871.	19
1867.	17	1872.	16
1668. . . , . . .	11	1873.	11

Quant à la distribution géographique, elle n'offre rien de bien saillant.

TABLEAU N° 21.

Répartition par arrondissements des décès dûs à la diphtérite.

1er arrondissement	40	3e arrondissement	43
2e —	33	4e —	51

Le cadre de ce travail ne m'a permis d'y faire entrer que des détails bien sommaires sur l'origine des maladies contagieuses : mais ces notions seraient bien suffisantes, si les diverses classes de la société s'habituaient à chercher dans la médecine plutôt un préservatif qu'un remède.

J'aurais pu certainement écrire à cette page une disserta-

(1) La *diphtérite* est la maladie générale dont le *croup* et l'*angine couenneuse* sont des manifestations localisées dans la gorge et le larynx.

tion intéressante, même pour les personnes étrangères à notre art, sur l'inoculation, la contagion, l'infection, qui sont les divers modes de propagation des maladies dont je viens de parler ; mais je me suis demandé quelle pourrait en être l'utilité pratique.

Que diriez-vous, lecteur, d'un savant qui, lorsqu'un chien enragé parcourt les rues de la ville, s'amuserait à disserter sur la nature du virus de la rage, les organes qui le sécrètent, la dose nécessaire à une inoculation funeste?

Eh! mon ami, tire-moi du danger,
Tu feras, après, ta harangue.

La seule chose à faire, en pareil cas, c'est de fuir, ou de tuer la bête.

Il en est de même vis-à-vis des maladies contagieuses. Mettez par l'éloignement vos enfants à l'abri de leurs atteintes, ou bien ayez recours aux moyens préservateurs, qui en empêchent le développement, lorsqu'il en existe.

V. — *Mortalité dûe aux accidents imputables à la dentition.*

Il ne faut pas croire que toutes les maladies qui se montrent dans le cours de la première dentition, c'est-à-dire en général du 7e au 24e mois, soient l'effet de l'évolution dentaire, et à plus forte raison ne voir dans la plupart des affections de cette période qu'une série d'efforts favorables de la nature, dont il faut se garder de contrecarrer l'action.

Néanmoins si souvent il n'y a rien autre chose qu'une coïncidence dans l'apparition des accidents divers qu'on attribue à la sortie des premières dents, souvent aussi ils empruntent une gravité spéciale à l'époque pendant laquelle ils se produisent.

Le travail de la dentition se borne dans un grand nombre de cas à produire quelques légers troubles locaux, tels que la tuméfaction douloureuse des gencives, et une augmentation de la sécrétion salivaire ; l'enfant bave, et il porte à la bouche les doigts ou les objets qui sont à sa portée. Comme troubles généraux, il présente alors un léger mouvement de fièvre, accompagné d'un peu d'agitation, d'insomnie, et de diminution momentanée de l'appétit.

Les deux accidents les plus graves de la dentition sont d'une part la *diarrhée*, de l'autre les *convulsions* désignées en médecine sous le nom d'*éclampsie*.

L'irritation intestinale, provoquée par l'évolution des dents, est en général sans gravité; on peut voir par le tableau suivant que ce n'est pas au moment de la dentition que la diarrhée détermine le plus de décès.

TABLEAU N° 22.

Répartition par âge des décès dûs à l'entérite et à la cholérine.

Sur 100 décès de jeunes enfants, ces maladies en occasionnent :

Pendant le 1er mois	28.90
— la 1re quinzaine	11.30
— la 2e quinzaine	17.60
— le 2e mois	18.30
— le 3e mois	9.70
Du 3e 6e mois	16 »
Du 6e au 12e mois	14.80
De 1 à 2 ans	12.30

C'est-à-dire que sur 100 enfants qui meurent de diarrhée ou de choléra dans le bas-âge, il y en a 73 qui succombent de la naissance au sixième mois, et seulement 27 du sixième mois à deux ans. C'est là une preuve irréfragable que bien peu des cas de mort causés par ces maladies des organes digestifs doivent être attribués au travail de la dentition : je crois avoir suffisamment prouvé qu'ils sont, pour la plupart, imputables au régime alimentaire.

Il en est autrement de l'éclampsie (convulsions) qui entre dans ma statistique pour le chiffre de 568 décès.

Bien que les convulsions reconnaissent une foule de causes, les émotions morales et le régime des mères ou des nourrices qui allaitent, les fièvres éruptives, l'inflammation aiguë ou chronique des différents viscères, et surtout les nombreuses maladies des centres nerveux, il n'en est pas moins vrai que souvent l'éclampsie proprement dite, celle qui survient sans lésions du cerveau et de la moëlle épinière, et qui se montre chez des enfants quelquefois très-bien portants, n'est dûe qu'à la dentition.

C'est ce que me paraît démontrer l'examen du tableau suivant :

TABLEAU N° 23.

Répartition par âge des décès dûs à l'éclampsie.

Pendant le 1er mois	17 p. 100
Pendant la 1re quinzaine	8.70 p. 100
Pendant la 2e quinzaine	8.30 p. 100
Pendant le 2e mois	11.20 p. 100
Pendant le 3e mois	6.70 p. 100
Du 3e au 6e mois	15.60 p. 100
Du 6e au 12e mois	26.30 p. 100
Du 12e mois à 2 ans	23.20 p. 100

Sur 100 enfants qui sont emportés par les convulsions, il y en a environ 50 qui meurent du 1er au 6e mois, et 50 du 6e mois à 2 ans; il serait donc bien difficile d'admettre qu'il n'y ait pas, pour ces derniers cas, une relation de cause à effet entre la période de dentition et le nombre considérable de décès qui y correspond, d'autant plus que c'est la seule maladie qui affecte une pareille distribution.

VI. — Mortalité dûe aux maladies organiques du système nerveux.

Ces maladies sont la *méningite*, les *tubercules du cerveau*, la *congestion cérébrale*, l'*hydrocéphalie aiguë et chronique*, et les *affections de la moëlle épinière*.

Elles se répartissent de la manière suivante :

Méningite	170
Hydrocéphalie aiguë et chronique	12
Congestion cérébrale	2
Tubercules du cerveau	1
Maladie de la moëlle épinière	1

5.

De ces diverses affections, la *méningite* est la plus fréquente : c'est la maladie connue dans le monde sous le nom de *fièvre cérébrale*. Il y en a deux variétés ; l'une qui consiste purement et simplement dans l'inflammation des enveloppes du cerveau; l'autre qui s'accompagne du développement, dans l'une de ces enveloppes (la pie-mère) de granulations probablement de nature tuberculeuse, c'est la *méningite granuleuse* ou *tuberculeuse*.

Cette dernière est la plus commune chez les nouveau-nés ; elle donne environ les 2/3 des cas.

La fièvre cérébrale exerce surtout ses ravages parmi les enfants qui ont reçu le jour de parents scrofuleux ou tuberculeux; eux-mêmes présentent souvent des manifestations propres à ces diathèses.

La prédisposition héréditaire ne saurait être niée ; car on a vu souvent cette maladie faire de nombreuses victimes de génération en génération dans certaines familles, et parmi des enfants issus d'un même lit. Cette influence est pourtant moins accentuée que pour la scrofule et la phthisie.

Quoique cette maladie relève bien plutôt de la médecine proprement dite que de l'hygiène, je recommande aux familles de surveiller avec soin les enfants qui présentent de temps en temps des rougeurs subites de la face et du cuir chevelu, accompagnées de cris, d'insomnie, d'agitation, de mauvaise humeur, etc..., ils sont prédisposés à la fièvre cérébrale. Ce sont eux surtout qu'on doit préserver des insolations, des nourrices irritables, des affections cutanées sujettes à répercussion, etc., etc...

VII. — Mortalité dûe aux maladies chirurgicales et aux causes indéterminées.

Je n'ai trouvé, dans la période de mes dix ans, qu'un seul cas d'*infanticide* à Amiens ; il s'agissait d'un enfant naturel : c'est la règle dans notre Société, implacable pour la femme qui tombe, quand elle n'a souvent que des égards pour son séducteur.

Cette mort est classée dans les cas d'*asphyxie*, qui sont au nombre de 7.

L'asphyxie n'est pas toujours le résultat du crime; elle est quelquefois dûe à l'imprudence des mères ou des nourrices qui couchent l'enfant avec elles, s'endorment et l'étouffent pendant le sommeil.

Dans d'autres cas elle est un accident de l'accouchement; c'est alors affaire à l'accoucheur ou à la sage-femme, qui ne prolongent jamais trop longtemps leurs efforts pour rappeler à la vie ces enfants qui viennent au monde dans cet état de *mort apparente*, comme on l'appelle, dû à l'établissement difficile ou incomplet des fonctions respiratoires.

L'infanticide, tel que le définit l'article 300 du Code pénal « *meurtre d'un enfant nouveau-né* » est donc excessivement rare dans notre ville.

Mais n'y a-t-il au point de vue de la conscience et de la raison qu'une seule espèce d'infanticide, *l'infanticide légal ?*

Hélas ! nous voyons les nouveau-nés périr dans mille conditions diverses, et sous l'influence de pratiques qui ne sont que des formes masquées de l'infanticide ; c'est l'infanticide moral, bien plus fréquent que le premier ! Mais parce qu'il s'accomplit dans l'ombre, et qu'il ne s'accompagne pas des circonstances dramatiques de l'infanticide ordinaire, la société le méconnaît, et il n'arrive que trop rarement jusqu'aux oreilles de la justice. Ce n'est pas seulement la misère, *malesuada fames*, qui rend criminel, c'est trop souvent aussi la négligence (et Dieu sait jusqu'à quel point elle n'est pas parfois secrètement volontaire) !

En veut-on un exemple frappant ? Je trouve dans mes tableaux 134 décès de *causes indéterminées*, c'est-à-dire des décès au sujet desquels les vérificateurs n'ont pu recueillir de la part des parents ou des nourrices aucun renseignement qui pût leur permettre de hasarder une hypothèse sur la cause présumable de la mort.

La cause immédiate, en tant que représentée par une maladie déterminée, m'échappe ; mais à coup sûr je ne me tromperai pas en attribuant une grande partie de ces décès à la coupable incurie des parents ou des nourrices. J'ai pu m'assurer en effet qu'en pareille occurence le certificat constate d'ordinaire l'absence de toute espèce de soins médicaux. Comment pourrait-on croire que ceux qui ne se décident pas à soigner un enfant moribond l'entourent de leur sollicitude alors qu'il présente les apparences de la santé?

Ces êtres-là ne sont-ils pas plus coupables au fond que la pauvre fille abandonnée, qui, poursuivie pendant neuf mois par l'opprobre d'une naissance qu'elle ne pourra légitimer, affolée par les tortures morales que lui infligent le présent et la perspective de l'avenir, commet le crime de donner la mort à son nouveau-né ?

Et le plus souvent de semblables crimes échappent à toute poursuite ! Ou si par hasard, ils arrivent à tomber sous le coup de la loi, nous ne trouvons à leur appliquer que des peines correctionnelles !

Je voudrais que dans toute commune où le service médical gratuit est bien organisé et fonctionne régulièrement, il soit considéré comme un crime de laisser mourir un enfant sans soins médicaux. Voilà pourquoi j'aurais désiré que la Commission chargée de présenter à l'Assemblée nationale son rapport sur le projet de loi du docteur Théophile Roussel ne se bornât pas à exiger, d'une manière plus ou moins effective, la constatation du décès des enfants placés en nourrice, mais qu'elle en fît le point de départ d'une pénalité rigoureuse pour des cas déterminés, et pourquoi je conseillerais d'étendre cette mesure jusqu'aux petits enfants qui meurent dans leur famille. Peut-on démontrer d'une façon plus probante que je ne l'ai fait la légitimité et l'opportunité d'un semblable désir.

Un certain nombre d'enfants succombent à des maladies du cordon ombilical et de l'ombilic.

Hémorrhagie du cordon ou de l'ombilic 4
Phlegmon de l'ombilic 2
Gangrène de l'ombilic. 1
Erysipèle de l'ombilic. . . . : 1

L'*hémorrhagie de l'ombilic* peut être dûe à une main criminelle, comme elle peut résulter d'un manque de précautions : on l'observe à la suite de l'arrachement du cordon, ou lorsqu'il n'a pas été lié ou que la ligature n'a pas été suffisamment serrée, enfin dans certains cas particuliers de diathèse hémophilique souvent héréditaire, ou de dissolution scorbutique du sang.

Le phlegmon, la gangrène, l'érysipèle de l'ombilic chez les nouveau-nés reconnaissent surtout pour causes dans les hôpitaux une influence épidémique, et dans les familles la malpropreté, les pansements irritants et la mauvaise alimentation.

Souvent ces maladies sont le point de départ d'affections érysipélateuses qui ont emporté un certain nombre d'enfants :

Erysipèle 5
Erysipèle gangreneux 3

D'autres fois elles se propagent jusqu'au foie, et déterminent la mort par :

L'ictère des nouveau-nés. 29

Aussi ne saurait-on appeler avec trop d'insistance l'attention des parents sur les soins que nécessite le pansement du cordon ombilical. Tous ces cas de mort rentrent dans la classe d'infanticide appelé *infanticide par omission* par les auteurs de médecine légale.

Il est une autre variété d'accidents qui se rattachent également à l'infanticide, ce sont les accidents imputables à l'imprudence ou au défaut de surveillance de ceux qui sont préposés à la garde des jeunes enfants.

Les décès à la charge de cette variété d'infanticide se répartissent comme il suit :

Brûlures	14	Fracture du crâne. .	1
Chûtes sur la tête .	2	Fracture de côtes .	1

A Amiens, comme partout, ce sont les brûlures qui forment le plus lourd contingent de ces morts, que les parents ne peuvent jamais trop se reprocher. Tantôt c'est une main imprudente qui met le feu aux rideaux du nouveau-né; d'autres fois c'est un enfant qui roule dans un foyer mal gardé, ou qui tombe dans un liquide bouillant; ailleurs c'est un berceau placé trop près du poêle et qui s'embrase, ou bien encore ce sont de pauvres enfants, qui, en l'absence de leurs parents, enflamment leurs habits en jouant avec des allumettes, etc., etc. Chaque jour les journaux enregistrent des catastrophes de ce genre, contre lesquelles les tristes leçons d'une expérience journalière ne parviennent pas à mettre en garde.

Quant aux autres maladies chirurgicales, qui apportent leur tribut aux décès des nouveau-nés, elles sont plutôt du ressort de la chirurgie que de l'hygiène.

En voici le bilan :

Phlegmon du cou	3
Phlegmon de la jambe	1
Abcès (sans distinction de siége)	4
Abcès du crâne	1
Abcès de la bouche	2
Abcès de la gorge	2
Abcès du sacrum	1
Abcès par congestion	1
Gangrène de la peau	1
Otite interne	2
Coxalgie	1
Carie du maxillaire supérieur	1
Eczema généralisé	3
Dystocie	2
Hernie ombilicale	1
Hernie étranglée (sans distinction de siége)	1
Bec-de-lièvre	1
Spinu bifida	1
Extrophie de la vessie	1
Cancer	1

De toutes ces maladies, la seule à laquelle je crois devoir consacrer quelques lignes est le *bec-de-lièvre*, vice congénital assez fréquent et qui figure pour un décès dans mon relevé.

Doit-on opérer le bec-de-lièvre immédiatement après la naisssance, ou attendre une époque plus éloignée?

Ces deux pratiques ont chacune leurs partisans. Il est incontestable que l'opération du bec-de-lièvre, pratiquée dès les premiers jours, place l'enfant, lorsqu'elle réussit, dans des conditions favorables à l'allaitement, et par suite à son développement normal.

Mais elle échoue dans un certain nombre de cas, et parfois elle est fatale à l'enfant.

Comme c'est principalement, à mon avis, sur l'état de santé du nouveau-né que l'on doit baser sa décision, je ne saurais trop engager les familles, auxquelles arriverait pareil accident, à recourir immédiatement à leur médecin, qui seul en cette occurence peut être juge du parti à prendre.

CONCLUSIONS.

Mes conclusions seront brèves :

1° La mortalité des enfants du premier âge (de 1 jour à 1 an) atteint à Amiens des proportions énormes, attristantes.

2° Les maladies qui occasionnent une semblable léthalité sont pour la plupart engendrées par un système vicieux d'alimentation, c'est-à-dire par l'allaitement artificiel et l'alimentation prématurée, conséquences de l'abandon de l'allaitement maternel.

3° Les autres causes de mortalité sont la faiblesse congénitale ou les maladies diathésiques et constitutionnelles, l'action du froid et des maladies contagieuses, les affections du système nerveux, les blessures imputables au défaut de surveillance.

4° Parmi toutes ces causes de mort, il en est un certain nombre qui pourraient être complètement annihilées : elles constituent l'appoint de ce que j'ai appelé la *mortalité évitable* et relèvent de l'inobservance des préceptes de l'hygiène : et comme la mortalité normale ne doit être, au maximum, que de 10 décès pour 100 naissances, il s'ensuit que parmi les nouveau-nés qui meurent à Amiens, les 2/3 sont sacrifiés à l'ignorance et à l'incurie.

Telle est la situation ; elle est des plus graves ; il faut donc aviser !

AMIENS. — IMP. T. JEUNET.

BIBLIOTHEQUE NATIONALE DE FRANCE
3 7531 03988144 7

www.ingramcontent.com/pod-product-compliance
Lightning Source LLC
Chambersburg PA
CBHW050609210326
41521CB00008B/1182

9782011322142